essentials

essentials liefern aktuelles Wissen in konzentrierter Form. Die Essenz dessen, worauf es als „State-of-the-Art" in der gegenwärtigen Fachdiskussion oder in der Praxis ankommt. *essentials* informieren schnell, unkompliziert und verständlich

- als Einführung in ein aktuelles Thema aus Ihrem Fachgebiet
- als Einstieg in ein für Sie noch unbekanntes Themenfeld
- als Einblick, um zum Thema mitreden zu können

Die Bücher in elektronischer und gedruckter Form bringen das Expertenwissen von Springer-Fachautoren kompakt zur Darstellung. Sie sind besonders für die Nutzung als eBook auf Tablet-PCs, eBook-Readern und Smartphones geeignet. *essentials:* Wissensbausteine aus den Wirtschafts-, Sozial- und Geisteswissenschaften, aus Technik und Naturwissenschaften sowie aus Medizin, Psychologie und Gesundheitsberufen. Von renommierten Autoren aller Springer-Verlagsmarken.

Weitere Bände in dieser Reihe http://www.springer.com/series/13088

Annemarie Frick-Salzmann

Gedächtnis: Erinnern und Vergessen

Ein Blick ins Gehirn für Bildungs-, Gesundheits- und Sozialexperten

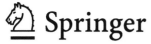 Springer

Annemarie Frick-Salzmann
Gümligen, Schweiz

ISSN 2197-6708   ISSN 2197-6716   (electronic)
essentials
ISBN 978-3-658-16719-6   ISBN 978-3-658-16720-2   (eBook)
DOI 10.1007/978-3-658-16720-2

Die Deutsche Nationalbibliothek verzeichnet diese Publikation in der Deutschen Nationalbibliografie; detaillierte bibliografische Daten sind im Internet über http://dnb.d-nb.de abrufbar.

Gedruckt auf säurefreiem und chlorfrei gebleichtem Papier

Springer ist Teil von Springer Nature
Die eingetragene Gesellschaft ist Springer Fachmedien Wiesbaden GmbH
Die Anschrift der Gesellschaft ist: Abraham-Lincoln-Str. 46, 65189 Wiesbaden, Germany

Was Sie in diesem *essential* finden können

- DAS Gedächtnis gibt es nicht
- Verschiedene Gedächtnissysteme
- Wie lernen wir?
- Erinnerungen sind vergänglich
- Vergessen hat positive Aspekte
- Informative Texte zum Gehirn
- Fallbeispiele untermauern vorhergehende Aussagen

Danksagung

Ich danke meinem Ehemann Hansjörg Frick, der meine Arbeit immer unterstützt und begleitet.

Prof. Dr. Walter Perrig, Universität Bern CH danke ich herzlich für seine Unterstützung und seine Bereitschaft, mir meine Fragen jederzeit kompetent zu beantworten. Seine Anregungen zu meinem Manuskript waren mir eine große Hilfe!

Vielen Dank meinen Kolleginnen Dr. Helga Schloffer, Ellen Prang und Sabine Guyer für die Durchsicht meiner Texte und für Ergänzungen, die sie mir vorgeschlagen haben.

Annemarie Frick-Salzmann

Einleitung

Der Körper macht, was er will. Ich bin nicht der Körper,
ich bin das Gedächtnis.

Zitat von Rita Levi-Montalcini

Im Fachbuch „Gedächtnistraining. Theoretische und praktische Grundlagen" herausgegeben von Helga Schloffer, Ellen Prang und Annemarie Frick-Salzmann, Springer-Verlag 2009 leuchten Experten eine Vielfalt von Aspekten des interdisziplinären Themas „Gedächtnistraining" aus.

Als Autorin der Kap. 3 „Gedächtnissysteme" und 4 „Vergessen" vertiefe und ergänze ich im vorliegenden *essential* diese beiden Themen. Ich richte mich hier nicht nur an Fachleute im Bildungs- Gesundheits- und Sozialwesen, sondern auch an ein weiteres Publikum, das sich für die „Vorgänge in unserem Gehirn" interessiert.

Dank der Plastizität unseres Gehirns können wir uns neuen Situationen anpassen und lernen bis ins hohe Alter. Das lebte die Neurologin und Neurobiologin Rita Levi-Montalcini (*1909-†2012) vor. Sie erhielt 1987 den Nobelpreis für Medizin und Physiologie für die Entdeckung des Nervenwachstumsfaktors NGF, eines für die Entwicklung des Nervensystems wichtigen Botenstoffes.

Mit 90 Jahren schrieb sie das Buch „Ich bin ein Baum mit vielen Ästen. Das Alter als Chance".

Ihr Studium begann sie mit der Untersuchung von Hühnerembryonen. Während der Rationierung im Zweiten Weltkrieg sparte sie sich Eier vom Munde ab, um ihrer Forschung nachgehen zu können. Jahrelang war sie auf der Flucht, verfolgt von den Nazis. Das hinderte sie nicht daran, unbeirrt weiter zu forschen. Mit über 100 Jahren ging sie jeden Tag noch in das von ihr gegründete Hirnforschungsinstitut, diskutierte mit Wissenschaftern laufende Experimente und las die neusten Studien. Sie meinte:

> *Das Gehirn geht nicht in Rente, solange wir es benutzen.*
>
> Zitat von Rita Levi-Montalcini

Inhaltsverzeichnis

Gedächtnis 1

Unser Gedächtnis bestimmt unsere Individualität und unsere Persönlichkeit. Über Lernen und Gedächtnis wird unsere Kultur und Zivilisation von Generation zu Generation weitergegeben. Ohne Gedächtnis wären wir unfähig aus unseren Erfahrungen zu lernen und wir könnten auch unsere Zukunft nicht planen.

1.1 Wie funktioniert unser Gedächtnis?

Zuerst müssen über Sinnesstrukturen Informationen aufgenommen werden. Im Gehirn werden sie verarbeitet, kategorisiert und in verschiedenen Gehirnstrukturen gespeichert (vgl. Abb. 1.1).

Bei Bedarf werden diese Inhalte abgerufen. Beeinträchtigungen können einzelne Funktionen betreffen.

• Aufnahme. Bewusste Aufmerksamkeit – bessere Aufnahme
Über unsere Sinnesorgane nehmen wir eine enorme Menge von Informationen auf, die sehr flüchtig und vergänglich sind. Für uns persönlich relevante und interessante Informationen erregen unsere Aufmerksamkeit, wir nehmen sie wahr.

Unsere Wahrnehmung ist nicht fehlerfrei. Inputs, Reize die über Rezeptoren der Sinnesorgane aufgenommen werden, sind kein Abbild unserer Umwelt. Sie werden über Nervenbahnen ins Gehirn weitergeleitet (Sensorischer Cortex und primäre Hirnrinden). Dort werden sie erkannt und ihrer Bedeutung entsprechend zu Wahrnehmungen verarbeitet.

Was nicht aufgenommen und wahrgenommen wird, z. B. durch Unaufmerksamkeit, kann auch nicht gespeichert werden.

© Springer Fachmedien Wiesbaden GmbH 2017
A. Frick-Salzmann, *Gedächtnis: Erinnern und Vergessen,* essentials,
DOI 10.1007/978-3-658-16720-2_1

Die 3 Gedächtnisfunktionen:
Aufnahme→Speicherung→Abruf

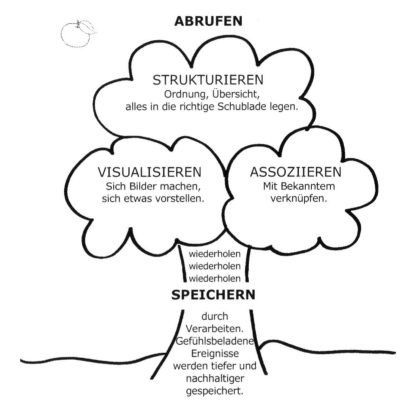

ABRUFEN

STRUKTURIEREN
Ordnung, Übersicht,
alles in die richtige Schublade legen.

VISUALISIEREN
Sich Bilder machen,
sich etwas vorstellen.

ASSOZIIEREN
Mit Bekanntem
verknüpfen.

wiederholen
wiederholen
wiederholen

SPEICHERN

durch
Verarbeiten.
Gefühlsbeladene
Ereignisse
werden tiefer und
nachhaltiger
gespeichert.

INTERESSE – AUFMERKSAMKEIT – KONZENTRATION
Bewusst zuhören, bewusst schauen, bewusst handeln

AUFNEHMEN

Abb. 1.1   Die drei Gedächtnisfunktionen

Die Wahrnehmung und die Verarbeitung können gestört sein durch Hirnverletzungen oder demenzielle Veränderungen von Gehirnstrukturen. Wahrnehmungsstörungen können auch angeboren sein.

• Speicherung

Aufgenommene Informationen **verblassen,** wenn sie nicht gespeichert werden. Für die bewusste Speicherung werden neben den vier wichtigsten Gedächtnisstrategien „Wiederholen – Visualisieren – Assoziieren – Strukturieren" weitere Methoden und Mnemotechniken eingesetzt. Informationen und Reize werden **auch unbewusst gespeichert.**

• Abruf

Gut verarbeitete Informationen sind theoretisch abrufbar, aber oft gelingt der Zugriff auf gespeicherte Daten nicht auf Anhieb. Zum Beispiel TOT = „tip of tongue" („Es liegt mir auf der Zunge"). Das Abrufen kann aus verschiedenen Gründen gestört sein. Diese Wortfindungspannen kommen in jedem Alter vor.

Wir unterscheiden verschiedene Arten des Abrufs:

– Freier Abruf (free recall). Beim freien Abruf erhalten wir weder Hinweise noch Hilfe und müssen die Antworten selber generieren.
– Abruf mit Hinweiszeichen. Hinweisreize, z. B. die Anfangsbuchstaben des gesuchten Wortes, erleichtern den Abruf.
– Wiedererkennen. Bei einer Auswahl möglicher Antworten, fällt der Abruf am leichtesten.

Aus der Erkenntnis, dass Hinweisreize den Abruf erleichtern, lassen sich verschiedene Abrufstrategien ableiten, z. B. mental das Alphabet durchwandern, sich die Anzahl der Silben vorstellen oder sinnverwandte Wörter suchen.

Wichtig
DAS Gedächtnis gibt es nicht.
Was wir als Gedächtnis bezeichnen, ist ein komplexes Gebilde vieler unterschiedlicher „Gedächtnisse".

1.2 Gedächtnissysteme

• Gedächtnis ist keine organische Einzelfunktion
Die zahlreichen komplexen, untereinander netzwerkartig verbundenen Systeme, die auf spezifischen Hirnstrukturen basieren, erfüllen verschiedene Zwecke und verhalten sich unterschiedlich. Die Funktion, die sie aber gemeinsam haben, ist die Speicherung und Verwaltung von Informationen.

Die Gedächtnissysteme unterscheiden sich durch die Art der Informationen, die sie verarbeiten und durch die Gehirnregionen, die für diese Verarbeitung bedeutsam sind.

• **Lernen hat immer bewusste und unbewusste Anteile** Daher muss zwischen expliziten (Wissen) und impliziten (Können) Gedächtnis Systemen unterschieden werden.

Auch beim impliziten Lernen werden die Synapsen aktiviert (Perrig et al. 1993; Kandel 2006). Versuchsreihen zeigen, dass wir nicht einmal merken müssen, dass wir lernen. Implizite Prozesse sind bei allen sozialen Aktivitäten und kognitiven Funktionen beteiligt. Das implizite Gedächtnis bildet eine gewaltige Reserve, die wir nutzen können. Die Gedächtnisspuren bleiben hier stabil, weitgehend auch bei dementen Menschen und Amnestikern.

Abb. 1.2 zeigt die Gedächtnissysteme. Eine zweidimensionale Darstellung kann aber die vielschichtigen Vorgänge, die sich in unserem Gehirn abspielen, nur andeuten.

1.2.1 Zeitliche Unterteilung der Gedächtnissysteme

• **Sensorische Register**
Andere Bezeichnungen: **Ultrakurzzeitgedächtnis** oder sensorischer Speicher.
Über Sinnesstrukturen nehmen wir Informationen und Reize auf.

- Ikonisches oder optisches Gedächtnis → Gesichtssinn
- Echoisches oder auditives Gedächtnis → Hörsinn
- Gustatorisches Gedächtnis → Geschmackssinn
- Olfaktorisches Gedächtnis → Geruchssinn
- Taktiles Gedächtnis → Tastsinn

Die Speicherkapazität ist für Bruchteile einer Sekunde sehr groß. Informationen und Reize werden von Rezeptoren in den Sinnesorganen aufgenommen und über den Thalamus (ausgenommen olfaktorische Eindrücke) an **primäre Hirnrinden** weitergeleitet, z. B. werden optische Eindrücke an die Sehrinde im Hinterhauptlappen geleitet.

Ein kleiner Teil dieser Sinnesinformationen – sie müssen für uns bedeutsam und wichtig sein – nehmen wir **bewusst** wahr; sie werden in weiteren Gehirnarealen zu

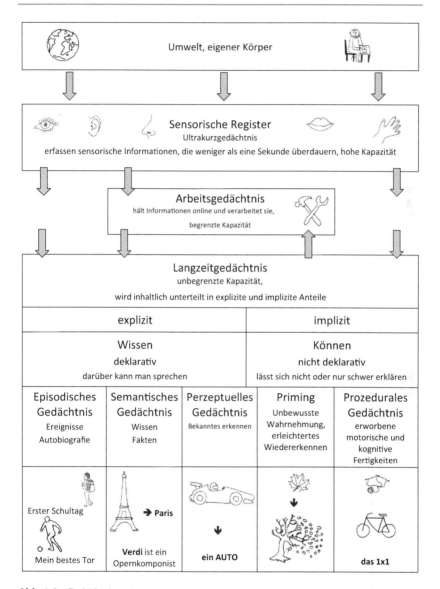

Abb. 1.2 Gedächtnissysteme

Wahrnehmungen kategorisiert und verarbeitet. Ein großer Teil von Informationen wird **unbewusst** verarbeitet und implizit gespeichert.

• **Kurzzeitgedächtnis**
Dieser Begriff wird häufig ungenau angewendet (siehe: „Unterschied Kurzeitgedächtnis – Arbeitsgedächtnis"). Das Kurzzeitgedächtnis hält Informationen für eine kurze Zeitspanne – meist weniger als eine Minute – fest. Es ist im Gegenteil zum Arbeitsgedächtnis im Alter weniger beeinträchtigt.

• **Arbeitsgedächtnis**
Das Arbeitsgedächtnis nimmt unter den Gedächtnissystemen eine Sonderstellung ein. Im Gegensatz zu allen anderen Systemen ist die Menge der Informationen, die hier gespeichert werden, **begrenzt**. Seine Merkspanne umfasst 7 ($+2/-2$) Einheiten. Die Informationen gehen schnell wieder verloren, werden durch nachfolgende Informationen sofort überlagert, wenn sie nicht wiederholt und in den Langzeitspeicher überführt werden (mehr in Lexikon.stangl/eu 2015).

Das Arbeitsgedächtnis verarbeitet nicht nur neue Informationen und Wahrnehmungen, es greift auch auf Gelerntes im Langzeitgedächtnis zurück. Es wird gebraucht, um Sätze zu verstehen, Rechnungen zu lösen und ist daher grundlegend für Sprachverständnis, Lesekompetenz, Rechnen, Lernen und schlussfolgerndes Denken.

Einspeichern, halten und abrufen werden zu einem großen Teil vom Stirnhirn gesteuert, vom dorsolateralen Teil des präfrontalen Cortex und weiterer präfrontalen Cortexteilen.

Bedeutsam für die Effizienz des Arbeitsgedächtnisses ist die Verarbeitungsgeschwindigkeit, die im Alter nachlässt. Defizite können aber durch entsprechende Strategien kompensiert werden. Für das Nachlassen des Arbeitsgedächtnisses im Alter kann auch ein Abbau im Frontalhirn verantwortlich sein.

Wichtig
Unterschied Kurzeitgedächtnis – Arbeitsgedächtnis

• Kurzzeitgedächtnis:
  Unmittelbares **Halten** von Infos
• Arbeitsgedächtnis:
  Unmittelbares **Halten und Verarbeiten** von Infos

• Arbeitsgedächtnismodell von Baddeley

Das noch immer aktuelle Modell des menschlichen Arbeitsgedächtnisses wurde von Baddeley (1997) entwickelt. Er unterscheidet drei Komponenten: eine zentrale Exekutive und zwei Subsysteme: die phonologische Schleife und den visuell-räumlichen Notizblock. Ein weiteres Subsystem wurde von Baddeley erstmals 2000 vorgestellt, der „Episodische Buffer" (Buschkühl 2007; Kühnel und Markowitsch 2009).

– Phonologische Schleife

Durch inneres Sprechen werden Informationen bereitgehalten. Wird dieser Prozess unterdrückt, dann zerfallen diese Gedächtnisspuren so rasch, dass sie nicht mehr verwendet werden können. Das phonologische Subsystem unterliegt auch einer bestimmten Zeitspanne; alles was in dieser Zeitspanne nicht mental „ausgesprochen" werden kann, übersteigt seine Kapazität. Die Kapazität hängt somit auch mit der Aussprechdauer einzelner Silben oder Wörter zusammen; diese kann von Sprache zu Sprache variieren. Dazu kommt noch der Aspekt der phonologischen Ähnlichkeit: ähnlich klingende Elemente wie etwa die Buchstaben C B D W T sind schlechter zu behalten als verschieden klingende wie L K S Q X. Auch Hintergrundgeräusche, die phonologisch der zu behaltenden Information ähneln, behindern die Aufnahme und Speicherung.

– Visuell-räumlicher Notizblock

Hier werden visuelle und räumliche Wahrnehmungen verarbeitet. Mehrere Komponenten, wie Objektmerkmale, Farbe, Form (u. a. m.) und eine weitere Komponente für räumliche Wahrnehmung spielen eine Rolle.

– Episodischer Buffer

Er verknüpft die Informationen der phonologischen Schleife und des visuell-räumlichen Notizblocks mit den episodischen Informationen aus dem Langzeitgedächtnis (Buschkühl 2007; Kühnel und Markowitsch 2009).

– Zentrale Exekutive

Nach Baddeley kontrolliert die zentrale Exekutive die beiden Subsysteme „Phonologische Schleife" und „Visuell-räumlicher Notizblock". Sie könnte auch als Aufmerksamkeitssystem bezeichnet werden. Es werden Verarbeitungsprioritäten gesetzt, Handlungsergebnisse mit Handlungszielen verglichen und vieles mehr.

Die neuronale Repräsentation der Zentralen Exekutive wird dem präfontalen Kortex zugeordnet (Baddeley 1997).

Weitere Arbeitsgedächtnis-Modelle:

- Embedded-Process Modell (EPM; Cowan 1995).
- Randall Engle und Mitarbeitende (Engle et al. 1999) oder (Kane und Engle 2002) (Buschkühl 2007).

• **Langzeitgedächtnis**
Das Langzeitgedächtnis speichert die Informationen langfristig. Wir unterscheiden verschiedene Gedächtnissysteme, **explizite** und **implizite**. Das gespeicherte Wissen in unserem Kopf vergleichen wir mit einem Netzwerk, in dem die Einzelheiten vielfältig miteinander verknüpft sind. Je größer die Anzahl der Verbindungen, Verknüpfungen, desto größer die Wahrscheinlichkeit, dass auf die gespeicherten Informationen zu einem späteren Zeitpunkt zugegriffen werden kann.

Für das Einspeichern von Ereignissen und Fakten sind zwei Schaltkreise im Limbischen System maßgeblich beteiligt: Der Papez-Schaltkreis mit dem Hippocampus ist eher für die kognitiven Aspekte der Informationsauswahl zuständig, der basolaterale limbische Kreis mit der Amygdala ist stärker an der emotionalen Bewertung von Ereignissen beteiligt (Markowitsch 2002). Die im limbischen System gespeicherten Informationen sind sehr störanfällig durch äußere Einflüsse, da es eine Weile dauert, bis sie konsolidiert sind und sich eine physiologisch dauerhafte Gedächtnisspur gebildet hat.

Alles was länger als einige Minuten dauert, wird dem Langzeitgedächtnis zugeordnet. Neue Inhalte des Langzeitgedächtnisses sind aber sehr störanfällig und kurzlebig, wenn sie nicht konsolidiert worden sind. Die Gedächtnisinhalte müssen gefestigt werden.

1.2.2   Inhaltliche Unterteilung des Langzeitgedächtnisses

A Explizites oder deklaratives Gedächtnis
Die Informationen, die das explizite oder deklarative Langzeitgedächtnis verwaltet, können wissentlich **(bewusst)** von einem Menschen auf den andern übertragen werden – im Gespräch, schriftlich oder mit Bildern.

• **Episodisches Gedächtnis**
Das episodische Gedächtnis speichert Ereignisse, persönliche Erfahrungen (autobiografisches Gedächtnis) und ihre **räumliche und zeitliche Beziehung.**

– Beispiele:
– „Nach meiner Lehre wurde ich als Briefträger in Aarburg angestellt."
– „Gestern aß ich eine Pizza."

Für die Speicherung (Encodierung) episodischer Inhalte sind Schaltkreise um den Hippocampus bedeutsam, abgelagert werden sie weiträumig im Neocortex, vor allem rechts.

• **Semantisches Gedächtnis**

Das semantische Gedächtnis speichert **zeitlich ungebundenes,** von biografischen Bezügen losgelöstes Wissen: Allgemeine Fakten, Wissen um bekannte Persönlichkeiten, um bekannte Orte, theoretisches Wissen um Begriffe, um Bedeutungen und Bezeichnungen von Objekten und Lebewesen. Das semantische Gedächtnis ist stabiler als das episodische Gedächtnis.

Für die Encodierung semantischer Inhalte sind wiederum der Hippocampus und umliegende Strukturen verantwortlich, abgelagert werden sie weiträumig im Neocortex, vor allem links.

Faktenwissen kann auch bei Menschen mit einer Demenz lange erhalten bleiben.

• **Perzeptuelles Gedächtnis**

Beim perzeptuellen Gedächtnis geht es um das Erkennen oder Identifizieren eines Objekts, eines Geräusches oder eines Individuums.

Obwohl es eine Zwischenform zwischen unbewusst wahrgenommenen und verarbeiteten Informationen und dem bewussten Gedächtnis ist, wird es dem expliziten Gedächtnis zugeordnet (Kühnel und Markowitsch 2009).

Dieses Gedächtnis ermöglicht uns das Erkennen von Gegenständen oder einer Umgebung durch Einordnen nach Vertrautheit. Beim Erkennen oder Identifizieren müssen Vergleiche gezogen werden. Veränderte Strukturen lassen sich mit diesem Gedächtnis gut und effizient erkennen.

– Landschaften verändern sich im Jahresverlauf. Ein sommerliches Landschaftsbild wird in Winter wiedererkannt, trotz Veränderungen (Bäume ohne Blätter, schneebedeckte Häuser). Ohne perzeptuelles Gedächtnis wäre es nicht möglich, eine Umgebung wiederzuerkennen und sich darin zu orientieren.
– Menschen verändern sich im Laufe des Lebens. Dank des Perzeptuellen Gedächtnisses erkennen wir einen Klassenkameraden auch nach 20 Jahren wieder, trotz Falten und grauen Haaren.

– Gegenstände haben spezifische Merkmale. Auch Modelle, die nicht bekannt
  sind, können wir der richtigen Kategorie zuordnen. Sehr unterschiedlich aus-
  sehende Autos erkennen wir zum Beispiel trotz Verschiedenheiten als Autos.
  Andere Objekte werden sofort aus der Kategorie ausgegliedert.

Relevante Gedächtnisstrukturen sind Assoziationsrinden (multimodale Strukturen).

B Implizites oder nicht deklaratives Gedächtnis

Das implizite Gedächtnis verarbeitet und speichert Kenntnisse, Gewohnheiten,
erlernte Reaktionen und Erfahrung weitgehend **unbewusst.** Selbst bei schwerster
Amnesie ist hier die Lernfähigkeit noch erhalten.

• Priming

Priming ist eine unbewusste Gedächtnisform und kann mit „Bahnen" „Prägung"
„Vorbereitung" oder „Zünden" übersetzt werden (Perrig et al. 1993; Schnider 1997).

Es führt zur Reaktivierung ruhender, verborgener Gedächtnisinhalte. Reize,
Sinneseindrücke, Signale und Gedanken werden unabhängig vom Bewusstsein
wahrgenommen; sie beeinflussen Verhalten, Handlungen und Leistungen. Sie
werden dann schneller und leichter wiedererkannt, rascher identifiziert, ohne dass
sich die Person bewusst ist, diese Information schon aufgenommen zu haben.
Informationen werden auch wieder erkannt, wenn sie unvollständig oder der früheren Wahrnehmung nur ähnlich sind.

– Bei einem Experiment werden zuvor gelesene Wörter – im Gegensatz zu
  neuen Wörtern – später besser identifiziert, selbst dann, wenn unbemerkt
  bleibt, dass die Wörter aus der vorausgegangenen Phase des Experiments
  stammen.
– Bilder, die unscharf oder nur teilweise sichtbar sind, werden rascher wiedererkannt, wenn sie zu einem früheren Zeitpunkt schon dargeboten wurden.

Ein Erinnern an die „Lernpläne" ist offenkundig nicht notwendig. Für Priming
sind primäre Rinden (unimodale Hirnstrukturen), z. B. die Sehrinde oder Hör-
rinde relevant.

*Priming ist vom expliziten Gedächtnis unabhängig, ist altersresistent und bei
Amnesie intakt.*

• Prozedurales Gedächtnis – „Probieren geht über Studieren"

Das prozedurale Gedächtnis speichert erworbene Fertigkeiten, Bewegungsabläufe
und Handlungsstrategien, die durch viel Üben automatisiert werden: motorisches

Lernen, kognitives Lernen und Konditionierung (Entwicklung automatischer Verknüpfungen zwischen einem Reiz und einer Reaktion).

Das Prozedurale Gedächtnis ist auch an der Entwicklung von Gewohnheiten beteiligt.

Gewohnheiten sind automatisierte, weitgehend unbewusste Verhaltensweisen im Alltag: Wir strecken z. B. zum Gruße die rechte Hand aus, halten die Hand vor den Mund beim Gähnen. Der Ablauf all dieser automatisierten Vorgänge geschieht ohne bewusstes Reflektieren.

In der Anfangsphase des Bewegungs- und Gewohnheitslernens ist, neben vielen anderen Gehirnstrukturen vor allem der **Präfontale Cortex** maßgeblich beteiligt. Dieser Teil der Stirnrinde lenkt unsere bewusste Aufmerksamkeit und holt sich die Informationen, die zurzeit gerade benötigt werden.

Sobald die Bewegung automatisiert ist, werden für die automatische, geschmeidige Ausführung die motorische Rinde, das Kleinhirn und die Basalganglien eingesetzt **(subcorticale Gehirnstrukturen)**. Das Kleinhirn ist vor allem für die präzise Bewegungskontrolle und für die zeitliche Planung verantwortlich. Das erlaubt uns, Bewegungen in die richtige Reihenfolge zu bringen. Bei automatisierten Bewegungsabläufen, Abläufen, die wir wie im Schlaf beherrschen und beim Erlernen von Gewohnheiten sind die Basalganglien beteiligt. Sie sorgen für Perfektionierung der Sequenz und für ihre Speicherung als Bewegungsprogramm.

Amnestische Patienten sind in der Lage Gewohnheiten zu erlernen, ohne sich an das Erlernte selber zu erinnern. Eine Schädigung der Basalganglien hingegen würde das Fertigkeits- und Gewohnheitslernen unterbinden.

Nachahmung, ohne viel zu überlegen ist erfolgreich, aber diese Abläufe sind schwer oder gar nicht erklärbar. Kinder z. B. lernen rascher Fahrrad- und Skifahren, weil sie ganz einfach das Vorbild kopieren. Erwachsenen kommt meistens das häufige Überlegen in die Quere.

Das Erlernen von Bewegungsabläufen und Fertigkeiten erfordert sehr viel Training und Ausdauer.

Es sind häufig wiederholte Vorgänge, die durch fortwährendes Üben die Charakteristik eines automatischen Ablaufes bekommen und meistens ohne bewusstes Reflektieren, ohne Beanspruchung des Arbeitsgedächtnisses und ohne subjektive Anstrengung und Kontrolle ablaufen.

Beispiele:

– Wenn Sie einmal gelernt haben, Fahrrad zu fahren, müssen sie Ihren Körper nicht befehlen, wie er das Gleichgewicht halten soll. Sie tun automatisch das Richtige.

– Sie überlegen auch nicht, an welcher Stelle im Satz Subjektiv und Verb zu stellen sind, auch das machen Sie automatisch und unbewusst.

Viele Lernformen beanspruchen sowohl das explizite wie auch das implizite Gedächtnis. Ständige Wiederholung kann explizite Erinnerungen in implizite überführen, es ist daher manchmal schwierig, zwischen unbewusstem und bewusstem Abruf präzise zu unterscheiden.

Dank dem prozeduralen Gedächtnis sind wir in der Lage, automatische Fertigkeiten gleichzeitig mit anderen Aktivitäten mit relativ wenig Störungen durzuführen (Baddeley 1997). Siehe auch **SAS** unter Kap. 3.

Das prozedurale Gedächtnis ist vom expliziten Gedächtnis unabhängig, bei Amnesien und demenziellen Veränderungen ist es meistens noch intakt.

Wichtig
Die Gedächtnissysteme arbeiten oft verzahnt, z. B. beim Sprechen:
Die Bewegungskoordination von Stimm-, Gesichts- und Atemmuskulatur ist prozedural, die Beherrschung der Sprache semantisch. Auch das Gesprochene selbst kann sich aus dem Wissenssystem rekrutieren, kann ein einzelnes Ereignis (eine Episode) beschreiben oder zuvor unbewusst verarbeitete Reize spontan und unreflektiert wiedergeben und sich damit auf das Priming-System stützen.

Man nimmt an, dass sich diese Systeme in der Evolution nacheinander entwickelt haben: priming, prozedurales, perzeptuelles, semantisches und zuletzt episodisches Gedächtnis.

1.3   Prospektives Gedächtnis

Das prospektive Gedächtnis ist nicht ein einzelnes Gedächtnissystem, es wird durch sehr komplexe Vorgänge bestimmt und lässt sich nicht klar nur einzelnen Gehirnstrukturen zuordnen.

Wenn sich einzelne Personen über ihr schlechtes Gedächtnis beschweren, meinen sie meistens nicht, dass sie sich an einmal Gelerntes nicht mehr erinnern können. Sie ärgern sich über das Versagen ihres prospektiven Gedächtnisses.

Versagen des prospektiven Gedächtnisses:

- Ich nehme mir fest vor, meiner Kollegin beim nächsten Treffen das neuste Buch ihrer Lieblingsautorin mitzubringen, ich lasse das Buch aber zu Hause.

- Es ist Donnerstag 10.00 Uhr. Die Kehrichtabfuhr ist eben vorbeigefahren, Frau Ebner hat schon wieder vergessen, den Müllsack hinauszustellen.
- Herr Krämer vergisst immer wieder, morgens seine Pillen gegen zu hohen Blutdruck einzunehmen.

Ich nehme mir vor, am nächsten Tag mein Auto zu waschen, lasse mich aber gern durch andere Aufgaben davon abhalten. Das ist Bequemlichkeit und nicht das Versagen des prospektiven Gedächtnisses.

Immer wieder unterlaufen uns solche Pannen. Wir erinnern uns nicht mehr an beabsichtigte Handlungen. Erste in den letzten Jahren hat sich die Wissenschaft vermehrt für diese weit verbreitete Art des Vergessens interessiert (Baddeley 1997). Die Gedächtnispsychologen sprechen in diesen Fällen vom prospektiven Gedächtnis.

Prospektiv heißt vorausschauend, WANN wir uns an das erinnern sollen, WAS wir uns zu tun vorgenommen hatten.

Im Gegensatz dazu beschäftigt sich das **retrospektive Gedächtnis** mit dem Inhalt von erinnerten Informationen.

Das prospektive Gedächtnis spielt im Alltag eine bedeutende Rolle. Es erlaubt uns zu planen, uns etwas vorzunehmen, etwas zu erledigen, Termine einzuhalten. Oft vergessen wir Dinge, die wir nicht als wichtig erachten oder die wir nicht gerne tun. Meistens ist das Vergessen für uns nicht nur ärgerlich, sondern sehr peinlich, besonders wenn es Verabredungen betrifft. Es löst bei uns große Verlegenheit aus und wir haben Hemmungen es einzugestehen.

Dass es leichter ist, sich zu einer bestimmten Zeit an etwas zu erinnern, als etwas zu erledigen, bei dem der Zeitpunkt keine große Rolle spielt, wurde anhand von „Vergessenstagebüchern" erforscht: Verabredungen werden weniger vergessen, als Handlungen, die man sich vorgenommen hatte zu tun. Sie werden als wichtig eingestuft und deshalb mit äußeren Gedächtnisstrategien unterstützt.

Bei Aufgaben, die in einer bestimmten Zeit erledigt werden sollten, zeigt sich ferner, dass mehr Fehler gemacht werden, wenn der Zeitrahmen kurz ist, z. B. das Teekraut rechtzeitig aus der Kanne nehmen, als wenn ein längerer Zeitraum zur Verfügung steht, z. B. in der nächsten Woche für die Freundin ein Geburtstagsgeschenk einkaufen (Baddeley 1997).

Wichtig

Uns muss bewusst sein, dass Lernen immer bewusste und unbewusste Anteile hat.

Für unterschiedliche Gedächtnissysteme sind verschiedene Hirnstrukturen relevant. Das implizite Gedächtnis bildet eine gewaltige Reserve, die genutzt werden kann.

Prozedural gespeicherte automatisierte Abläufe entlasten unseren Cortex und erlauben uns gleichzeitig andere Handlungen durchzuführen. Hirnverletzte Menschen und Menschen mit einer Demenz können auch prozedural lernen.

1.4   Lernen

1.4.1   Non-assoziatives Lernen

Mit bildgebenden Verfahren ist es heute möglich, Veränderungen, die Lernen und Erfahrungen im Gehirn bewirken, zu zeigen. Im Pharmakologischen Institut der Universität Genf ist es Wissenschaftlern sogar anfangs dieses Jahrhunderts gelungen, das Wachstum von Nervenfortsätzen zu fotografieren.

Bevor es diese Möglichkeit gab, hat Eric Kandel in der zweiten Hälfte des letzten Jahrhunderts in jahrelanger Forschungsarbeit an der **Aplysia** diese Veränderungen beweisen können. **Kandel,** ein bedeutender Gedächtnisforscher unserer Zeit, führte breit gefächerte Untersuchungen über zelluläre Mechanismen des Verhaltens und über neurophysiologische Grundlagen des Lernens durch und erhielt für seine Forschung 2000 den Nobelpreis für Medizin und Physiologie.

Die Meeresschnecke Aplysia californica, der „Seehase", ist mehr als dreißig Zentimeter lang und wiegt mehrere Pfund. Wie andere Schnecken ist sie ein Hermaphrodit, d. h. sie kann sowohl Männchen wie Weibchen sein (je nach Bedarf). Bei Gefahr stößt sie einen Schwall roter Tinte aus.

Nach einer langen Forschungsreihe am **Hippocampus** erkannte Eric Kandel, wie schwierig es ist herauszufinden, wie neuronale Netze erlernte Informationen verarbeiten und wie Lernen und Gedächtnisspeicherung diese Netze verändern. Er suchte nach einem einfacheren, idealen System zur Erforschung des Gedächtnisses. Und er entschied sich für die Aplysia.

Die Aplysia eignet sich sehr gut als Versuchsobjekt; ihr Gehirn ist einfach und gut überschaubar. Es umfasst nur rund 20.000 Nervenzellen (gegenüber ca. 100 Mrd. beim Menschen), die in neun Ganglien (Nervenknoten) angeordnet sind. Einzelne Neurone erreichen eine von Auge sichtbare Größe von bis zu 1 mm Durchmesser. Veränderungen an den Zellen, die durch Lernen entstehen, lassen sich genau bestimmen.

An der Aplysia untersuchte und entschlüsselte Kandel mit seinen Mitarbeitern die molekularen Grundlagen des primitiven Lernens, denn einfache Verhaltensweisen wie Habituation und Sensitivierung der Schnecke unterscheiden sich nicht grundlegend von denen des Menschen.

Habituation Durch Habituation, die einfachste Form des Lernens, lernt ein Tier einen Reiz als harmlos zu erkennen. Auf ein plötzliches Geräusch reagiert es anfangs mit Abwehr. Wird das Geräusch mehrfach wiederholt, lernt das Tier es als unwichtig zu erkennen, es zu missachten; es erfolgt eine Gewöhnung (= Habituation). Habituation ermöglicht es Menschen, auch in lärmender Umgebung zu arbeiten. Wir gewöhnen uns an das Schlagen der Kirchturmuhr, den vorüberfahrenden Zug: Habituation heißt, wiederkehrende Reize zu erkennen, die ohne Gefahr ignoriert werden können.

Sensitivierung ist das Gegenteil der Habituation; sie ist eine Art erlernter Furcht. Hier erkennt das Tier den Reiz als gefährlich und verstärkt daher seine Abwehrreaktion, um Rückzug und Flucht vorzubereiten. Ein ungefährlicher Reiz, der kurz darauf dargeboten wird, löst dann ebenfalls eine Abwehrreaktion aus. Sensitivierung lässt sich auch beim Menschen beobachten. Hat jemand gerade einen enormen Knall einer Explosion gehört, wird er auch heftig zusammenfahren, wenn er anschließend einen harmlosen Laut vernimmt oder wenn ihm jemand auf die Schulter klopft.

Die Resultate von Kandels jahrelanger Forschung zeigen, dass Sensitivierung synaptische Verbindungen stärkt, während die Habituation die Verbindungen schwächt (Abb. 1.3).

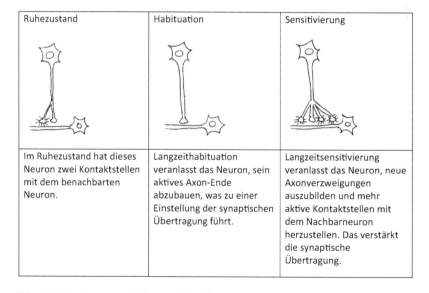

Ruhezustand	Habituation	Sensitivierung
Im Ruhezustand hat dieses Neuron zwei Kontaktstellen mit dem benachbarten Neuron.	Langzeithabituation veranlasst das Neuron, sein aktives Axon-Ende abzubauen, was zu einer Einstellung der synaptischen Übertragung führt.	Langzeitsensitivierung veranlasst das Neuron, neue Axonverzweigungen auszubilden und mehr aktive Kontaktstellen mit dem Nachbarneuron herzustellen. Das verstärkt die synaptische Übertragung.

Abb. 1.3 Forschungsergebnisse von Kandel

Diese Untersuchungen wurden aber im Labor an isolierten Zellen gemacht, also in einer künstlichen Situation. Eric Kandel ging nun einen Schritt weiter und untersuchte den Vorgang des Lernens am intakten Tier und zwar am Kiemenrückziehreflex. Der Zweck dieses Reflexes ist der Schutz der Kieme. Dieser sehr einfache Reflex kann durch die zwei Formen – Habituation und Sensitivierung – modifiziert werden.

In beiden Fällen wird eine Kurzzeiterinnerung hervorgerufen, die einige Minuten anhält. Anfangs löst eine leichte Berührung des Siphos (Atemröhre der Schnecke) ein rasches Zurückziehen der Kieme aus, wiederholte Berührungen verursachen eine Habituation. Wird der Sipho berührt und gleichzeitig in der Kopf- oder Schwanzregion ein Elektroschock ausgelöst, erfolgt eine Sensitivierung. Das Tier empfindet den Reiz als unangenehm und löst in der Folge auch einen übermäßigen Kiemenrückzugreflex bei leichter Berührung des Siphos aus.

Die Daten der Forschergruppe sprechen eine unmissverständliche Sprache: Synapsen verändern sich durch Erfahrung!

Die Mechanismen von Kurz- und Langzeitgedächtnis unterscheiden sich grundlegend:

- Das Kurzzeitgedächtnis ruft durch Stärkung und Schwächung bestehender Verbindungen eine Veränderung in der Funktion der Synapsen hervor.
- Das Langzeitgedächtnis erfordert anatomische Veränderungen, die Speicherung setzt die Synthese neuer Proteine voraus!

Das Ergebnis – dass das Kurzzeitgedächtnis auf funktionellen Veränderungen und das Langzeitgedächtnis auf anatomischen Veränderungen beruht – warf weitere Fragen auf:

- Worauf beruht die Gedächtniskonsolidierung?
- Warum verlangt sie die Synthese neuer Proteine?

Wichtig

Proteinsynthese

Die Gene mit den biologischen Informationen für jedes Individuum sind in einer stabilen Form in jedem Zellkern codiert. Sie lassen sich kopieren und verlässlich von einer Generation zur andern weitervererben. Die Gene sind

keine Proteine, sondern bestehen aus zwei Strängen DNA (Desoxyribonuklein-
säure). Wenn sich die beiden Stränge trennen, wird einer der Stränge als RNA-
Bote kopiert (RNA = Ribonukleinsäure) und später in ein Protein übersetzt.
Das zentrale Dogma der Molekularbiologie heißt:
DNA „macht" RNA, und RNA „macht" Protein.

Die Untersuchungen an der Aplysia ergaben, dass an der vorübergehenden funktionellen Veränderung, auf der das Kurzzeitgedächtnis beruht, Neurotransmitter
(Botenstoffe) beteiligt sind. Experimente an der Drosophila (Taufliege) von einer
anderen Forschergruppe ergaben gleiche Resultate. Dass dieser Prozess nur einige
Minuten dauert, zeichnete sich deutlich ab.
    Die Langzeitbahnung aber erstreckt sich über Tage und Wochen.
    Wie werden Kurzzeiterinnerungen in dauerhafte, langfristige Erinnerungen
umgewandelt?
    Hier mussten andere Faktoren einbezogen werden, vielleicht neben anatomi-
schen Veränderungen auch solche der Genexpression. Folglich begann Kandel
sich den Genen zuzuwenden.

Wichtig

Genexpression
Eine bemerkenswerte Entdeckung zweier Forscher aus den 60er-Jahren zeigte,
dass Gene reguliert, d. h. wie ein Wasserhahn an- und abgestellt werden können.
    Jede Zelle enthält in ihrem Kern alle Chromosomen des Organismus und
daher alle Gene.

- Frage: Warum arbeiten nicht alle Gene in jeder Körperzelle auf die gleiche
  Art und Weise?
- Antwort: In jeder Zellart sind nur einige Gene angeschaltet (exprimiert),
  alle anderen Gene sind abgeschaltet. Das erlaubt einer Leberzelle als
  Leberzelle zu funktionieren und einer Gehirnzelle als Gehirnzelle und
  damit ihre spezifische biologische Aufgabe wahrzunehmen.

In einigen Zelltypen werden Gene nur zu bestimmten Zeiten exprimiert, während sie bei anderen unter dem Einfluss von Körper- und Umweltsignalen ein-
und ausgeschaltet werden.

Mit seinen Studien konnte Kandel belegen, dass Gene durch die Umwelt beeinflusst werden: Ein Umweltreiz löst biologische Prozesse aus, die im Zellkern das Protein CREB (cyclic AMP responsive element binding) aktivieren. Das aktivierte Protein CREB führt zur Expression von Genen, welche dann die Funktion und die Struktur einer Zelle für eine Langzeitspeicherung verändern.

Weitere Studien Kandels ergaben, dass die Bildung des Langzeitgedächtnisses von zwei unabhängigen Mechanismen abhängt:

- Die Aktivierung von CREB, die eine Genexpression auslöst.
- Um die durch die Genexpression in die Wege geleitete Synapsenbildung zu konservieren, werden weitere lokal gebildete Proteine benötigt. An der Synapse selbst erfolgt eine Proteinsynthese.

Wichtig

Alles Leben besteht aus den gleichen Bausteinen.

Dass die Genexpression für die Konsolidierung ins Langzeitgedächtnis und die Zellmechanismen des Kurzeitgedächtnisses bei mehreren Tierarten und beim Menschen gleich sind, lässt darauf schließen, dass diese Vorgänge während der Evolution konserviert wurden.

Die Evolution ist keine kreative Erfinderin, sondern sehr konservativ. Sie braucht keine neuen, spezialisierte Moleküle, um einen neuen Anpassungsmechanismus eigens für das Gedächtnis zu entwickeln. Sie braucht das Material, das vorhanden ist. Fast alle Proteine im Gehirn haben nämlich Verwandte im ganzen Körper, die ähnlichen Zwecken dienen.

Die Ergebnisse aus den Studien an der Aplysia vermitteln Erkenntnisse über die Biologie des impliziten Gedächtnisses. Bei dieser Gedächtnisform erfolgt der Abruf nicht bewusst.

Dagegen werden die Inhalte des expliziten Gedächtnisses bewusst abgerufen. Dieses Gedächtnis ist weit komplizierter als der einfache Reflex, den Kandel an der Aplysia studiert hatte und hängt von neuronalen Schaltkreisen ab, an denen unter anderem der **Hippocampus** beteiligt ist. Kandel wandte sich in der Folge in den 90er-Jahren wiederum dem Studium des Hippocampus zu (Kandel 2006).

1.4.2 Assoziatives Lernen

• Klassische Konditionierung nach Pawlow
Der russische Physiologe Iwan Petrowitsch Pawlow zeigte mit seinen Versuchen an Hunden, dass ein neutraler Reiz eine neue Bedeutung bekommen kann.
Bei einem Hund wurde die Gabe von Futter immer mit einem Glockenton verbunden. Nach mehreren Wiederholungen war schon allein auf den Glockenton hin ein Speichelfluss des Hundes zu beobachten = Reiz-Reaktion-Verbindung.

• Operantes Konditionieren nach Skinner
Eine Ratte ist in einem Käfig festgehalten, indem sich nur ein Schalter befindet.
Sobald die Ratte den Schalter betätigt, bekommt sie Futter.
Nach kurzer Zeit schon hat die Ratte gelernt, dass das Drücken des Schalters den Erhalt von Futter auslöst.
Skinner nannte diesen Lerneffekt „Lernen durch Verstärkung", auch „Lernen durch Erfolg".
In der Lernpsychologie ist dieses Verhalten als „Operante Konditionierung" bekannt.

• Nachahmungslernen (Lernen am Modell)
Durch Beobachten lernt der Mensch Handlungen anderer Individuen, indem er Verhaltensweisen anderer Menschen kopiert und ausprobiert. Nachahmungslernen ist vor allem für Kinder und Jugendliche von Bedeutung.

• Einige weitere Lerntheorien

– Lernen durch Versuch und Irrtum
– Lernen durch Verstärkung
– Lernen durch Einsicht und Erkenntnis
– Lernen durch Erleben und Interpretieren.

Erinnern und Vergessen

2.1 Sind Erinnerungen vergänglich?

Mit jedem neuen Erlebnis, jeder neuen Information rücken die vergangenen ein Stück weiter in die Ferne. Je mehr Zeit vergeht, desto mehr verblassen die Gedächtnisinhalte (Spurenverfall) oder sie werden durch andere Informationen überlagert (Interferenz).

• Spurenverfall
Die Theorie des Spurenverfalls besagt, dass die Gedächtnisspur einfach mit der Zeit verblasst und verschwindet. Wie dies genau erfolgt, ist zurzeit jedoch noch nicht geklärt.

• Interferenz
Interferenztheorie: Wir vergessen, weil neue oder aktuelle Eindrücke die alten Gedächtnisspuren überlagern und so den Zugriff auf die alten Erinnerungen erschweren. Umgekehrt können alte Gedächtnisinhalte neu Erlerntes überlagern.

– Die **retroaktive Interferenz** ist rückwärtsgerichtet, d. h., später Erlerntes stört früher Erlerntes. Je größer die Ähnlichkeit zwischen zwei Arten von Gedächtnismaterial ist, umso größer ist die Interferenz zwischen ihnen beim Lernen bzw. der Erinnerung.
– Die **proaktive Interferenz** ist vorwärtsgerichtet, früher Gelerntes stört später zu Lernendes. Klassisches Beispiel aus dem 19. Jahrhundert: Der deutsche Psychologe Hugo Münsterberg war sich gewohnt seine Uhr in der linken Tasche zu tragen. Als er seine Gewohnheit änderte und sie in die rechte Tasche steckte, griff er zuerst in die falsche, als er die Zeit ablesen wollte.

© Springer Fachmedien Wiesbaden GmbH 2017
A. Frick-Salzmann, *Gedächtnis: Erinnern und Vergessen,* essentials,
DOI 10.1007/978-3-658-16720-2_2

Fazit: Beim Lernen nicht Ähnliches nacheinander lernen, z. B. zuerst französische Vokabeln, darauf englische Vokabeln.

• Vergessenskurve

Hermann Ebbinghaus veröffentlichte anfangs der 1870er-Jahre die ersten wissenschaftlichen Belege für die Vergänglichkeit unserer Gedächtnisinhalte. Nachdem er sich eine Liste mit Nonsens-Silben eingeprägt hatte, testete er sich zu verschiedenen Zeitpunkten (von einer Stunde bis zu einem Monat später). Dabei konstatierte er ein massives Nachlassen der Erinnerung während des ersten Tests. Grafisch dargestellt, ist der steile Abfall der Kurve eindrücklich feststellbar.

Nach den Wiederholungen stellte er fest: die Kurve steigt wieder an.

Ebbinghaus' Schlussfolgerung, dass das Vergessen vor allem während der früheren Intervalle stattfindet und sich später verlangsamt, ist in der Folge in zahllosen Laborexperimenten bestätigt worden. Die Vergessenskurve hat auch im Alltag ihre Gültigkeit und ist ein wichtiges Merkmal der Vergänglichkeit von Gelerntem.

• Permastore

Zusammengesetzt aus permanent und store = Magazin, Reserve.

Der amerikanische Psychologe Harry Bahrick untersuchte in welcher Zeit das Vokabular einer Fremdsprache verloren ging, das Studenten gelernt hatten. Nach 25 Jahren erinnerten sich die getesteten Personen noch an fast 60 % des Vokabulars, nach 50 Jahren an 40 %. Beim Wiedererkennen waren die Anteile sogar höher (Baddley 1997).

Persönlich erfahren wir das selber: Wie in Permafrostgebieten durch Erwärmung Schicht für Schicht aufgetaut wird, erweitert sich unser „eingefrorene" Vokabular bei erneutem Gebrauch zusehends.

2.2   Falsche Erinnerungen

Erinnerungen sind keine Kopien von Erlebnissen. Sie werden vom aktuellen Wissen beeinflusst. Erfahrungen werden vermischt und auch mit neuen Elementen versehen.

„Das Gehirn, das eine Erinnerung abruft, ist nicht das gleiche, das diese Erinnerung eingelagert hat" (Powers 2006).

Durch Suggestion und Einbildung lassen sich dem Gedächtnis Reminiszenzen von Ereignissen einpflanzen, die nicht so oder überhaupt nie stattgefunden haben. Auch ohne Einfluss von außen können sich Erinnerungen im Laufe des Lebens durch Überlagerung mit anderen Erinnerungen oder durch eine jeweilige Stimmung verändern.

Solider gespeichert sind aber gefühlsbeladene Ereignissen. Neurowissenschaften sprechen vom „emotionalen Kleister".

Erinnerungen können aus verschiedenen Gründen verfälscht sein: Sie werden falsch eingeordnet, manipuliert oder verzerrt (Schacter 2007).

• **Fehlattributionen**
Falsche Zuordnungen sind beim Erinnern häufig. Korrekte Erinnerungen werden z. B. dem falschen Ort, der falschen Zeit zugeordnet. Oder: Irrtümlicherweise halten wir einen spontan auftauchende Idee für unsere eigene – und es ist uns nicht bewusst, dass wir uns an etwas erinnern, das wir irgendwo gelesen oder gehört haben.

Einzelheiten früherer Erlebnisse geraten durcheinander, ihre Quelle – **Quellengedächtnis** – ist nicht mehr bekannt. Unbewusst wird z. B. eine Erinnerungen an ein Erlebnis mit einer bestimmten Person auf eine andere übertragen. Deshalb führen oftmals Augenzeugen-Berichte zu juristischen Fehlurteilen.

Für das Phänomen von Erlebnissen, die fälschlicherweise ein Gefühl von Vertrautheit auslösen, schlug der Pariser Psychiater Arnaud 1896 den Begriff „**Déja-vu-Erlebnis**" vor. Viele Interpretationen dieses Erlebnisses haben einen mystischen Einschlag: Man behauptet, es spiegle Erinnerungen an ein früheres Leben wieder und sei folglich ein Beweis für die Wiedergeburt.

Arnaud charakterisiert das „Déja-vu-Erlebnis" als eine Fehlattribution, eine falsche Zuordnung gegenwärtiger Empfindungen und Erfahrungen auf die Vergangenheit (Croisile 2006).

• **Erinnerungen lassen sich manipulieren**
Durch Suggestivfragen oder auch durch Einbildung und Bilder werden Erinnerungen verfälscht oder gar falsche Erinnerungen eingepflanzt, die nicht so oder überhaupt nicht stattgefunden haben.

In einer Studie von Elisabeth Loftus wurde den Teilnehmern suggeriert, im Alter von fünf Jahren in einem Kaufhaus verloren gegangen zu sein. Zu diesem Zweck wurde für jeden Probanden ein Heft vorbereitet, das außer der nachweislich unwahren Szene drei tatsächlich erlebte Ereignisse beschrieb. Nach der Lektüre meinten 29 % der Probanden, sie könnten sich ungefähr an das Verirren im Kaufhaus erinnern. In späteren Interviews beharrten noch 25 % auf der falschen Erinnerung (Loftus 2002).

Durch gezielte Befragungen, Suggestivfragen und Vermittlung von (glaubhaften) Fehlinformationen können z. B. Zeugenaussagen in eine bestimmte Richtung

gelenkt werden. Die Erinnerungen an einen Vorfall verändern sich dabei irreversibel, die Augenzeugen sind sich der Falschaussage überhaupt nicht bewusst und
davon überzeugt, die Wahrheit zu sagen (Kühnel und Markowitsch 2009).

Besonders bei Kindern sind Erinnerungen manipulierbar. Werden Kinder
wiederholt über bestimmte Ereignisse befragt, kommen ihnen die Vorfälle unter
Umständen einfach deshalb als tatsächlich erlebt vor, weil die fragende Person sie
schon mehrfach erwähnt hat.

Vorschulkinder haben besondere Schwierigkeiten, sich an Quelleninformatio-
nen zu erinnern; sie vermischen möglicherweise Teile verschiedener Episoden aus
der Vergangenheit oder lassen Elemente ihrer Fantasie und Vorstellung einfließen.

• **Verzerrung**
Erinnerungen verändern sich mit der Zeit: Auch ohne Einfluss von außen, können
sich Erinnerungen im Laufe des Lebens durch Überlagerung mit anderen Erinnerungen oder durch eine jeweilige Stimmung verändern. Unser gegenwärtiges
Wissen und unsere gegenwärtigen Gefühle beeinflussen unsere Erinnerungen und
entstellen sie.

Die Vergangenheit wird so rekonstruiert, dass sie sich unserem jetzigen Wissen angleicht. Vielfach sind es egozentrische Gedächtnisfehler, die unsere Person
in einem besseren Lichte erscheinen lassen.

*Es bleibt uns nichts anderes übrig, als zu akzeptieren, dass unsere gegenwär-
tigen Kenntnisse, Überzeugungen und Gefühle unsere Erinnerungen an die Vergangenheit beeinflussen. Vielleicht aber können wir die Verzerrungen verringern,
indem wir wachsam sind und uns die möglichen Ursprünge unserer Vorstellungen
über Vergangenheit und Gegenwart bewusst machen.*

2.3   Persistenz

Bei verblassenden Erinnerungen, Geistesabwesenheit und Blockierungen vergessen wir Informationen und Ereignisse, an die wir uns gerne erinnern würden.

„Das kann ich nie vergessen." Bei der Persistenz (Hartnäckigkeit) verhält es
sich gerade umgekehrt: Wir erinnern uns an Dinge, die wir lieber vergäßen. Oft
ist das nur einfach ärgerlich (z. B. ein „Ohrwurm"), immer wiederkehrende Erinnerungen an belastende Ereignisse aber werden zur Qual.

Emotional besetzte Erinnerungen werden besser im Gedächtnis bewahrt, als
solche, bei denen Emotionen keine große Rolle spielen. Bedrückende Erfahrungen
und traumatische Erlebnisse können daher zu quälenden Erinnerungen werden, die
einem nicht mehr los lassen.

Grübeln ist eher kontraproduktiv: die Gedanken kreisen stets um das gleiche Thema, die gleiche Stimmung. Die Lage verschlimmert sich weiter. Wenn dagegen die Erfahrungen andern mitgeteilt werden, wirkt sich das positiv aus. Wiederholtes Durchleben einer schrecklichen Situation in einem sichern Umfeld kann der Erinnerung etwas von ihrer akuten Wirkung nehmen (Habituation). Versuche aber, Erinnerung an beunruhigende Erfahrungen zu unterdrücken und sie zu verdrängen, verhindern den Prozess der Habituation.

Schwer traumatisierte Menschen bekommen heute Hilfe von einem Care–Team (Psychologen, Theologen), die ihnen helfen soll, die Erlebnisse zu verarbeiten.

Mit eigener seelischer Widerstandskraft, mit Resilienz, sind viele Menschen jedoch in der Lage Lebenskrisen durchzustehen und traumatische Erlebnisse selber zu bewältigen.

2.4 Geistesabwesenheit und Gedächtnisspannen

Gedächtnisfehler aus Geistesabwesenheit sind auf eine „geteilte Aufmerksamkeit" zurückzuführen: Bei Routineaktivitäten „funktionieren" wir meist automatisch; das verschafft uns die kognitive Freiheit, uns auf andere Dinge zu konzentrieren. Doch automatisches Verhalten hat seinen Preis, nämlich die weitgehende Abwesenheit von bewusster Erinnerung an diese ausgeführten Tätigkeiten (Schacter 2007; Kühnel und Markowitsch 2009).

• **Handeln ohne zu Denken. Was wollte ich eigentlich?**
Geistesabwesenheit ist ein besonderes Problem für viel beschäftigte Menschen, die ständig versuchen, eine Fülle von Aufgaben unter einen Hut zu bringen. Wenn wir die Brille oder die Schlüssel verlegen, ist meist der Umstand daran schuld, dass wir unsere kognitiven Ressourcen **wichtigeren** Dingen gewidmet haben.

Auch das **Versagen des prospektiven Gedächtnisses** (siehe Kapitel Gedächtnis) ist auf Geistesabwesenheit zurückzuführen. Anstatt geplante Handlungen auszuführen, sind wir gedanklich woanders.

Was kann man dagegen tun?

• Gedächtnisstrategien gegen das Versagen des prospektiven Gedächtnisses:
  – Ereignisbasiert:
    Eine geplante Handlung wird visualisiert und verknüpft mit einer automatisierten Handlung: z. B. beim Zähneputzen am Morgen an die Einnahme der Medikamente denken.

- Zeitbasiert:
  Eine geplante Handlung muss zu einer bestimmten Zeit ausgeführt werden:
  Einsatz von äußeren Strategien, damit der richtige Zeitpunkt nicht verpasst
  wird.

- Wenn das Gedächtnis „versagt"

Der Abruf ist blockiert. „Es liegt mir auf der Zunge."
Wir können einen Begriff im Augenblick nicht benennen, wir wissen, dass wir
ihn kennen und haben das Gefühl, das blockierte Wort liege uns auf der Zunge
oder auf der Zungenspitze („Zungenspitzenphänomen"), der („TOT–Zustand",
nach dem englischen tipp–of–the–tongue). In den allermeisten Sprachen wird
das Wort „Zunge" verwendet, um diese Situation zu beschreiben (Croisile 2006;
Schacter 2007).

Hilfreich kann sein:
Häufig kennen Menschen in einem „TOT–Zustand" den ersten Buchstaben
des blockierten Zielwortes oder die Silbenzahl. Oft verfallen die Betroffenen auf
Wörter, die im Klang oder Bedeutung dem gesuchten Begriff ähnlich sind.

Ein guter Rat:
Versteifen sie sich nicht auf die Suche nach dem Begriff und verkrampfen sie
sich nicht, das blockiert sie noch mehr. Wenden sie sich etwas anderem zu, – auf
einmal fällt ihnen das gesuchte Wort wieder ein

Exkurs zur Namensblockierung
Eigennamen haben keine Bedeutung, sie bezeichnen Individuen, die mit ihnen
gerufen werden, aber sie bezeichnen oder benennen keine Attribute oder Eigenschaften, die diesen Individuen zugeordnet sind. **Schneider als Name** sagt nichts
über den Menschen aus, der Schneider heißt. Unter dem **Beruf Schneider,** kann
ich mir bildlich vorstellen, was dieser Mann tut.

Wichtig

Geistesabwesenheit ist nicht mit verblassten Erinnerungen gleichzusetzen!
Die abhanden gekommenen Wörter oder Namen sind encodiert und gespeichert. Der Abrufreiz, der die Erinnerung auslösen könnte, steht jedoch nicht
zur Verfügung
Die Erinnerung ist nicht aus dem Gedächtnis verschwunden. Sie ist knapp
außer Reichweite, wenn man sie braucht. Die Blockierung ist besonders quä-
lend, weil es einerseits vollkommen klar ist, dass die Information abrufbereit
ist, dass aber das Hervorholen nicht geschafft wird (Schacter 2007).

2.5 Vergessen, eine Fehlkonstruktion unseres Gedächtnisses oder Lebenshilfe?

Sind wir Menschen wirklich mit so unzulänglichen, fehleranfälligen Gedächtnissystemen ausgestattet worden, die allzu häufig unser Wohlbefinden beeinträchtigen? Im Gegenteil: Diese auf ersten Anhieb negativen Eigenschaften haben ihre positiven Seiten.

• Selektive, effiziente Codierung
Anstatt alle Einzelheiten unterschiedslos zu speichern, codiert unser Gehirn Informationen selektiv und effizient. Verschiedene Gedächtnisfehler sind Nebenprodukte unseres anpassungsfähigen Gedächtnisses (Schacter 2007).

• Quälende Erinnerungen
Traumata sind eine starke Beeinträchtigung der Lebensqualität. Erregende emotionale Erfahrungen, die lange im Gedächtnis erhalten bleiben, können uns aber vor Gefahren und bedrohlichen Situationen bewahren.

• Verblassende Erinnerungen
Informationen auszusondern, die nicht mehr aktuell sind, ist nützlich, sogar notwendig und äußerst zweckmäßig. Mit dem allmählichen Vergessen können wir uns an die Umwelt optimal anpassen.

Wenn wir nicht alle Details speichern, erlaubt uns das, zu verallgemeinern, zu abstrahieren und Kategorien zu bilden.

• Blockierung
Hemmungen sind eine wichtige Eigenschaft des Nervensystems. Das Gehirn arbeitet gleichermaßen mit Mechanismen, die seine Aktivität verstärken, wie auch vermindern.

Wie kämen wir damit zurecht, wenn sich alle Informationen ständig ins Bewusstsein drängten? Diese Datenüberlastung wäre alles andere als wünschenswert.

• Geistesabwesenheit
Wenn uns alle Einzelheiten zur Verfügung stehen würden – unabhängig von der Tiefe der Elaboration – stünden wir vor einem unübersehbaren Durcheinander von nutzlosen Details. Automatisierte Abläufe entlasten unseren Cortex und geben uns die Freiheit, uns auf wichtigere Dinge zu konzentrieren. Geistesabwesenheit ist folglich ein geringer Preis für einen großen Nutzen.

• Falsche Erinnerungen
Verzerrte Erinnerungen scheinen zu einem Realitätsverlust zu führen. Jeder
Mensch ist aber hier und jetzt nicht der, der er einmal war. Seine Lebensumstände
haben sich verändert, sein Wissen hat zugenommen. Aus heutiger Sicht sieht das
Vergangene anders aus. Eine Sicht, die das Selbst (unter Umständen aus falscher
Erinnerung) positiv einschätzt, ist der seelischen Gesundheit eher förderlich als
abträglich.

• Vergessen hat positive Aspekte
Vergessen kann ein Teil des Erinnerungsvermögens sein, das im Augenblick im
Hintergrund steht. Im Vordergrund steht, was uns jetzt gerade interessiert.
    Siehe auch unter Fallbeispiele „Der Fall S."

2.6   Vergessen im Alter?

Das **Defizitmodel,** dass Altern ein degenerativer Prozess, dem alle ausgeliefert
und der nicht beeinflussbar sei, ist überholt.
    Neu besagt die **Kompetenztheorie,** dass dank der Plastizität des Gehirns sich
auch der alternde Mensch neuen Situationen anpassen und Defizite kompensie-
ren kann. Erfahrung, Wissen und Fähigkeiten können sehr wohl über die ganze
Lebensspanne noch gesteigert werden.
    Zwischen Personen gleichen Alters gibt es große Unterschiede in ihrer Ent-
wicklung, die nicht mit dem Alter erklärt werden können. Die Leistungen Einzelner können im hohen Alter noch auf demselben oder sogar über dem Niveau
junger Menschen liegen.

• Kristalline Intelligenz (pragmatische Intelligenz)
Altern bringt keine durchgehende Verschlechterung der Gedächtnisfunktionen.
Gedächtnisleistungen älterer Menschen unterscheiden sich von Situation zu Situation.
    **Erfahrung und Wissen, Fähigkeiten und Fertigkeiten können sehr wohl
über die Lebensspanne zunehmen.**
    Mit seinem individuellen Wissen und Erfahrungswissen, dem größeren
Wortschatz und einer erhöhten Sprachkompetenz verfügt der alte Mensch über
Lösungsansätze für bekannte Aufgaben, über Weitblick und Urteilsvermögen. Auf
dieser Grundlage können neues Wissen, neue Fertigkeiten und neue Techniken
aufgebaut werden. Das semantische Gedächtnis lässt im Alter kaum nach: Die
Fähigkeit, das gewaltige Netz von Fakten und Assoziationen nutzbar zu machen,
bleibt im Alter weitgehend erhalten (Schacter 2001).

• Fluide Intelligenz (Mechanik der Intelligenz)
Die fluiden Fähigkeiten lassen nach. Unter fluider Intelligenz verstehen wir u. a.
geistige Wendigkeit und rasche Kombinationsfähigkeit.

Im Alter wird der Mensch langsamer, seine Aufmerksamkeit lässt nach, das
Tempo der Informationsverarbeitung (Arbeitsgedächtnis) nimmt ab. Eine rasche
Auffassungsaufgabe, die Schnelligkeit des Kombinierens und eine augenblickli-
che Orientierung in neuen Situationen werden schwieriger.

Mit Gedächtnistraining und Denktraining können jedoch sowohl Informationsverarbeitung wie die geistige Wendigkeit wieder verbessert werden.

• Gedächtnistraining im Alter?
Oft meinen ältere Menschen, sie hätten Gedächtnistraining noch nicht nötig. Ein
Ganzheitliches Gedächtnistraining jedoch erweitert ihren geistigen Horizont, gibt
ihnen Sicherheit und steigert ihre Vitalität.

Auch in Altersinstitutionen ist Gedächtnistraining sinnvoll.

Gedächtnistraining und Denktraining unterstützen die Neuorientierung nach dem
Umzug ins Heim und ersetzt die verlorenen Kontakte mit Nachbarn durch neue soziale Kontakte, ganz nach dem Motto: „Miteinander Lachen – zueinander gehören".

Menschen im 4. Alter (ab ca. 80, 90 Jahren) können in ihrer kognitiven Leis-
tung eingeschränkt sein durch demenzielle Erkrankungen oder durch körperliche
Gebrechen, die ihre Ressourcen weitgehend beanspruchen. Gedächtnistraining
baut ohne Stress auf den noch vorhandenen Fähigkeiten auf.

Mit Einfühlungsvermögen und Geduld werden von den Lehrenden implizite
Ressourcen mit sinnlichen Eindrücken, Musik und wenn möglich mit Bewegung
stimuliert und Erinnerungen geweckt; sogar Denkprozesse können so ausgelöst
werden.

2.7 Frühkindliche Amnesie

Unter frühkindlicher Amnesie versteht man das Unvermögen, sich an Ereignisse
aus der frühsten Kindheit zu erinnern.

Erklärung
Das Kind entwickelt nach und nach drei Systeme des Langzeitgedächtnisses.

Erste Form von Gedächtnis: Habituation, Sensitivierung über sensorische
Wahrnehmungen.

Tastsinn, Hörsinn, Geschmackssinn und Geruchsinn entwickeln sich schon vor
der Geburt. Der Fötus nimmt über die sich entwickelnden Sinnesorgane sehr viel

wahr und lernt implizit (ohne Bewusstsein). Der Gesichtssinn entwickelt sich unmittelbar nach der Geburt.

Im ersten und zweiten Lebensjahr entwickeln sich über Wahrnehmungen und Motorik: Prozedurales Gedächtnis – Priming – perzeptuelles Gedächtnis – Arbeitsgedächtnis.

Das Baby erinnert sich an Farben und Formen, lernt erste Bewegungsabläufe zu koordinieren.

Im 2. Lebensjahr entwickelt sich das semantische Gedächtnis: Das Kind erlernt Wörter, die Sprache.

Das Gewicht des Gehirns eines Babys (ca. 350 Kubikzentimeter) erhöht sich zwischen Geburt und dem Alter von 2 Jahren um etwa das Vierfache. Das Erlernen von Bewegungsabläufen – wie greifen, aufrecht stehen, gehen, Sprachlaute bilden – sind prozedural, also implizit und unbewusst. Am motorischen Lernen sind vor allem das Kleinhirn und die Basalganglien beteiligt. Priming, eine unbewusste Gedächtnisform, führt zu Reaktivierung verborgener Gedächtnisinhalte. Mit zunehmendem Alter braucht das Kleinkind immer weniger Zeit, um sich einen neuen Reiz einzuprägen und erkennt ihn über immer länger werdende Zeiträume wieder. Die Entwicklung des perzeptuellen Gedächtnisses und des Gesichtssinns gehen Hand in Hand. Das Arbeitsgedächtnis ist eine aktive Form des Erinnerns, die Kinder etwa ab acht Monaten meistern.

Das episodische Gedächtnis und das autobiografische Gedächtnis entwickeln sich erst nach dem 3. Lebensjahr.

Der aktive und bewusste Abruf von Gedächtnisinhalten und Ereignissen setzt eine gewisse Reife des präfrontalen Cortex voraus, damit kann nun das Kind Bezeichnung von Dingen, Sinn von Begriffen (Sprache) und kulturelle Informationen speichern.

Man geht heute davon aus, dass die noch nicht ausgebildeten Bahnen beim episodischen Gedächtnis die Ursache der frühkindlichen Amnesie ist (Markowitsch 2005).

2.8   Lernen im Schlaf

Schlafen Sie genügend, dann vergessen Sie weniger! Der Schlaf ist an den Prozessen der Gedächtnisbildung beteiligt.

Das heißt nicht, dass sie das Englischbuch unters Kopfkissen legen oder den Tonträger mit der Spanischkonversation während des Schlafes abspielen können. Das heißt, dass schon Gelerntes während des Schlafes konsolidiert, gefestigt wird.

Gemäß den heute geltenden Forschungsergebnissen werden in verschiedenen Schlafphasen unterschiedliche Gedächtnissysteme konsolidiert.

- Im Tiefschlaf: Festigen von gelernten Fakten (semantisches Gedächtnis).
- Im Rem-Schlaf: Festigen von gelernten Bewegungsabläufen (prozedurales Gedächtnis).

Emotionale Erlebnisse werden im Wesentlichen während der REM-Phasen konsolidiert und ins Gedächtnis übertragen (Arnulf 2016).

2.9 Gedächtnisstrategien

Sie helfen uns die begrenzte Kapazität des Arbeitsgedächtnisses zu erweitern und Informationen ins Langzeitgedächtnis zu überführen. Strategien müssen so lange geübt werden, bis sie automatisiert und zur Gewohnheit geworden sind. Bei der Anwendung **unsorgfältig** eingeübter Strategien verlangsamt sich das Lernen, da nicht automatisierte Strategien zu viel zusätzliche Aufmerksamkeit verbrauchen (Frick 2014).

Strategienmanagement: Eine einzig richtige Strategie oder Methode, die immer und überall angewendet werden kann, gibt es nicht. Jede Situation verlangt ein anderes Verhalten, eine sinnvoll angewendete Strategie, die der Lage entsprechend eingesetzt werden kann.

- Innere Gedächtnisstrategien
  - Wiederholen
    Wenn wir Handlungen oder Gelerntes wiederholen, senden wir Signale in schon angebahnte Verbindungen. Die bestehenden Bahnen und Muster werden verstärkt. Wirkungsvoll ist Wiederholen in immer größer werdenden Abständen (spacing effect). Die Erklärung dafür ist vielleicht, dass bei jeder Wiederholung auch neue Bahnen gelegt werden. Wiederholen in immer größer werdenden Abständen wirkt auch bei Menschen mit einer Demenz oder einer Hirnverletzung.
  - Visualisieren
    Imagery. Unser Kopf ist voller Bilder. Beim Visualisieren setzen wir Bilder bewusst ein. Bildhafte Vorstellungen spielen für das Gedächtnis eine zentrale Rolle. Untersuchungen belegen, dass diese Strategie äußerst effizient ist. Wirkungsvoller als einzelne Bilder sind bewegte Bilder, die miteinander in Beziehung stehen. Es konnte nicht nachgewiesen werden, dass bizarre, ungewöhnliche Bilder, wie Gedächtniskünstler sie einsetzen, die Wirkung

verstärken. Untersuchungen haben weiter gezeigt, dass mentale Bilder nicht entweder rein visuell oder rein räumlich, sondern beides miteinander sind (Baddley 1997).

Die räumlich-visuelle Vorstellung lässt sich entwickeln und trainieren.

– Assoziieren

Verbinden, verknüpfen, vernetzen, assoziieren ist unerlässlich zum besseren Behalten, Merken und Lernen. Informationen sollten mit vorhandenem Wissen sinnvoll verbunden werden, damit unser Gehirn sie leichter einordnen kann.

Im Gegensatz zu Kindern haben Erwachsene und besonders ältere Menschen mehr Möglichkeiten, um Neues mit Bekanntem zu verbinden.

Je besser wir eine Information verarbeiten, je mehr wir darüber nachdenken, je eher wir dazu einen „Ich-Bezug", eine Bedeutung herstellen, desto besser können wir sie speichern und wieder abrufen.

– Ordnen (Strukturieren, Kategorisieren)

Ein gutes Gedächtnis ist ein organisiertes Gedächtnis. Neue Informationen sollten sinngemäß gegliedert (strukturiert) und richtig eingeordnet (kategorisiert) werden. Die Fähigkeit des Gehirns, Informationen wieder zu finden, basiert weitgehend darauf, wie gut die Bahnen ursprünglich angelegt worden sind.

– Ars memoriae

Die Kunst des Gedächtnisses ist bekannt unter dem Begriff **Mnemotechnik.** (Mnemosyne war die griechische Göttin der Erinnerung und Mutter der neun Musen.)

Es sind Strategien, die z. T. von der Antike über das Mittelalter bis in die Neuzeit angewandt werden. Bekannt sind Locitechnik, Zahlensymbole, ERKO-Kode (ERsatzKOnsonanten) und Eselsbrücken, z. B. mit Merksprüchen.

Die Mnemotechniken kombinieren verschiedene Gedächtnisstrategien (Visualisieren, Assoziieren und Ordnen) zu Methoden, die helfen, Informationen besser zu speichern.

– Äußere Gedächtnisstrategien

Alle Hilfsmittel außerhalb unseres Kopfes, unseres Gehirns werden als äußere Strategien bezeichnet: Aufschreiben – Agenda führen – Checklisten – Handy – Timer – Hinweisreize (Cues) usw.

3.1 Gehirnregionen

• **Cortex**

Sie ist je nach Region nur 2 bis 3 mm dick und stark gefaltet. Von allen Säugetieren besitzt der Mensch das Gehirn mit den meisten Falten und Windungen. Die Windungen und Furchen vergrößern die Oberfläche, denn ausgebreitet würde die Gesamtoberfläche ca. 2 m^2 betragen.

Das Großhirn mit seinen zwei Hälften – den Hemisphären – und dem sie verbindenden Corpus callosum ist der entwicklungsgeschichtlich jüngste Teil des Gehirns. Beide Hemisphären sind in 4 Lappen unterteilt.

Corticale Repräsentation

Für alle sensorischen und motorischen Bahnen zwischen der Körperoberfläche und dem Gehirn gibt es eine Punkt-zu-Punkt Zuordnung. Der motorische Cortex und der sensorische Cortex liegen vor und nach der Zentralfurche. Dem kanadischen Neurochirurgen Wilder Penfield gelang es experimentell die Gehirnregionen zu beobachten und den Köperregionen zuzuordnen, für die sie jeweils zuständig sind.

Er skizzierte die Größenproportionen und nannte die Darstellung scherzhaft „Homunculus" (lat. Menschlein), in Anlehnung an eine Idee das Spätmittelalters, wonach ein künstlich geschaffenes Menschlein als dämonischer Helfer bei magischen Praktiken in der Alchemie wirkte.

Die **Größe der Zellgebiete in den Rindenfeldern** entspricht nicht den Ausmaßen der Körperareale. Für besonders feinsensible oder feinmotorische Körperabschnitte stehen sehr große Rindenareale zur Verfügung: die Hände sind überdimensioniert, die Lippen schwulstig groß und die Zunge voluminös.

© Springer Fachmedien Wiesbaden GmbH 2017
A. Frick-Salzmann, *Gedächtnis: Erinnern und Vergessen,* essentials,
DOI 10.1007/978-3-658-16720-2_3

Andere Körperteile, wie z. B. der Rücken, die weniger schmerzempfindlich sind und keine fein abgestimmten Bewegungen ausführen müssen, sind nur durch kleine Rindenfelder repräsentiert. (**Homunculus** http://www.spektrum.de/lexikon/neurowissenschaft/homunculus/ 5627).

Die „motorischen" und „sensorischen" Männlein unterscheiden sich: Es gibt zum Beispiel ein sensorisches Feld für Zähne (Zahnschmerzen) und den Gaumen, aber keine motorische Entsprechung dafür, da die Zähne und der Gaumen nicht bewegt werden können.

Dank der Neuroplastizität des Gehirns können sich die Rindenfelder verändern. Vermehrter Gebrauch eines Gliedes und vermehrte Stimulation eines sensorisches Bereiches führt zu einer Vergrößerung der zugehörigen cortikalen Repräsentation. Das konnte beim Erlernen der Brailleschrift experimentell nachgewiesen werden: Nach intensivem Üben war das Rindenfeld des Fingers, der die erhabenen Punkte der Schrift ertasten musste, größer geworden, nach Aussetzen des Trainings verkleinerte es sich wieder.

Nach Hirnverletzungen ist die corticale Reorganisation von großer Bedeutung. Intensives Training in der neurologischen Rehabilitation führt zu differenzierter Umorganisation (aktivitätsabhängige Neuroplastizität).

• Stirnlappen

Die größte Hirnstruktur des Menschen ist der Stirn- oder Frontallappen, er nimmt den gesamten vorderen Teil des Cortex bis zur Zentralfurche ein.

Große Bereiche sind für motorische Aufgaben zuständig. Der vorderste Bereich, der Präfontale Cortex PFC, ist der „menschlichste" Teil des Gehirns (Karnath 2006). Er gilt als Sitz der Persönlichkeit. „Es ist der Sitz des Denkens, der Urteilfindung und des Selbst" (Arnulf 2016).

Aus heutiger Sicht ist die Präfontalregion an allen Denkprozessen unter Einbezug emotionaler (orbitofrontaler Cortex) und rationaler Elemente beteiligt.

Ihm werden exekutive Funktionen wie Aufmerksamkeit und Sequenzieren von Handlungen, Nachdenken, Setzen von Zielen, Entscheidungen, Planen, Impulskontrolle, Koordinieren zugeordnet. Zu den exekutiven Funktionen gehört auch die fortlaufende Überwachung der Funktionen des **Arbeitsgedächtnisses.**

Schädigungen des PFC haben massive Auswirkungen. Ein eindrückliches Beispiel ist der Fall des Amerikaners Phineas Gage. Siehe unter „Fallbeispiele".

Mittlerweilen sind weitere Fälle von Schädigungen des orbitofrontalen Cortex bekannt, die zu pseudo-depressiven Störungen führen. Die Patienten sind antriebslos bis apathisch, reduziert im sexuellen Verhalten und zeigen wenige Emotionen. Im Gegensatz dazu können sich Patienten motorisch unruhig verhalten. Im sexuellen Bereich zeigen sie ein übermäßiges Verlangen und verlieren das

Gefühl für soziale Konventionen. Diese veränderten Verhaltensweisen treten auch bei frontotemporaler Demenz auf (Kolb und Whishaw 1993).

• Kleinhirn

„Das menschliche Kleinhirn hat seine Größe im Laufe der letzten Millionen Jahre verdreifacht" (Ornstein und Thompson 1984).

Es ist sechsmal kleiner als das Großhirn, enthält aber mehr Nervenzellen. Das Kleinhirn fällt durch einen ungewöhnlich regelmäßigen Aufbau auf. Die nur einige Zehntel Millimeter dicke Kleinhirnrinde ist durchgehend in derselben Richtung gefaltet, quer zur Längsachse des Körpers. Im Gegensatz dazu verlaufen Falten und Furchen der ungefähr 3 mm dicken Großhirnrinde kreuz und quer in verschiedene Richtungen. Die Verschaltung der Kleinhirn-Neuronen folgt einer strengen Geometrie und darin vermuten die Forscher den Schlüssel zur Arbeitsweise dieser Hirnstruktur. Aufgrund dieses klaren Aufbaus kann das Kleinhirn nämlich rasch nacheinander eintreffende Signale als Muster erkennen. Das erlaubt dem Körper schnelle, streng koordinierte Bewegungsabläufe durchzuführen.

Groß und Kleinhirn sind miteinander durch Millionen von Nervenfasern verbunden: Den Großteil seiner Signale erhält das Cerebellum aus dem Großhirn über eines der dicksten Faserbündel im Hirnstamm.

Patienten mit Kleinhirn-Läsionen können schnelle Bewegungsabläufe nicht mehr präzise steuern. Die zeitliche Präzision von Muskelkontraktionen ist verringert. Die Patienten haben Gleichgewichtsprobleme und die Koordination einfachster Bewegungen gelingt ihnen nicht mehr. Sie können z. B. den Zeigefinger nicht mehr zur Nase führen oder es ist ihnen nicht mehr möglich, eine Kaffeetasse zu ergreifen. Solche Koordinationsausfälle bezeichnen die Ärzte als Ataxie.

Vor einigen Jahren erkannten Forscher, dass das Kleinhirn wahrscheinlich auch höhere kognitive Funktionen koordiniert und z. B. an Wahrnehmung und Spracherkennung beteiligt ist (Bower 2005).

• Basalganglien

Als Basalganglien bezeichnet man mehrere **subkortikale Kernstrukturen** in der Tiefe des Großhirns. Sie sind mit dem Kleinhirn gemeinsam für die Vorbereitung und Ausführung willkürlicher Bewegungen von Bedeutung und sind ein Teil eines Schaltkreises, der fast den gesamten Neocortex mit den motorischen Zentren der Großhirnrinde verbindet.

Wichtiges Element in diesem Schaltkreis ist der Streifenkörper (Striatum). Er koordiniert die einzelnen Muskelgruppen und ist für die automatische Ausführung erlernter Bewegungen zuständig.

Bewegungsstörungen aufgrund einer Läsion im Bereich der Basalganglien werden als Akinesie oder Hyperkinesie bezeichnet.

Von einer weiteren Struktur der Basalganglien, der Substantia nigra, wissen wir, dass ihre Schädigung mitverantwortlich für die Parkinsonkrankheit ist. Auch bei Chorea Huntington sind Strukturen der Basalganglien zerstört. Die Bedeutung und Funktionsweise der Basalganglien ist noch nicht ausreichend erforscht. Möglicherweise hemmen sie bestimmte Bewegungen, während sie andere wieder selektiv fördern. Sie könnten auch eine wesentliche, noch nicht ausreichend bekannte Rolle, bei kognitiven und emotionalen Aktivitäten des Gehirns spielen (Fonds Jahr des Gehirns 2000).

3.2   Funktionssysteme

• SAS supervisory activating system
Schneider und Shiffrin (Baddeley 1997) fanden heraus, dass relativ automatische Fertigkeiten gleichzeitig mit andern Aktivitäten durchgeführt werden können, mit relativ kleinen Störungen.

Im Gegensatz zu den Untersuchungen von Schneider und Shiffrin, die ihre ausgedehnten Experimente unter strenger Kontrolle im Labor durchführten, schlagen **Norman und Shallice** (Baddeley 1997) ein Modell vor, das auf Beobachtungen von Fehlleistungen, Pannen und zusammengebrochener Kontrolle im Alltag beruht. Sie nehmen an, dass parallel laufende Aktionen auf zwei ziemlich unterschiedliche Arten kontrolliert werden können. Wenn ich Auto fahre und gleichzeitig irgendeinem Problem nachstudiere, kann mir plötzlich bewusst werden, dass ich die letzte Strecke automatisch bewältigt habe: kurvenreiche Straße, Fußgänger und andere Fahrzeuge, denen ich ausweichen musste. Gelegentlich können aber zwei gleichzeitig ablaufende Handlungen in einen Konflikt geraten, dann muss die eine oder die andere Handlung vorgezogen werden. Wenn zum Beispiel während des Autofahrens noch gesprochen wird, wird der Fahrer in einer kritischen Situation mit Sprechen aufhören, um seine Aufmerksamkeit konzentriert auf den Verkehr zu lenken. Dieser Entscheid läuft relativ automatisch ab und wird „contention scheduling" genannt. In diesem Modell wird dem freien Willen keinen Platz mehr eingeräumt, Norman und Shallice schlagen eine zweite Komponente vor, das „**supervisory activating system**" SAS (Aufsicht in Betrieb setzen). Dieses System unterbricht oder modifiziert gleichzeitig ablaufendes Verhalten, die eine Handlung wird zugunsten der andern unterbrochen (Baddeley 1997).

• Flucht oder Kampf? Verschiedene Verschaltungen im menschlichen Gehirn
Um Gefahren rasch zu erkennen und sofort darauf reagieren zu können, haben sich schon vor der Evolution zum Menschen bei den Säugetieren verschiedene Stressreaktionen entwickelt (vgl. Abb. 3.1).

Stressreaktionen

Flucht, Kampf = „los"	Selbsterhaltungtrieb = „stopp"
Die motorischen Kräfte werden mobilisiert, um mit einer Bedrohung fertig zu werden	Er bewirkt Inaktivität. Die Gefahr wird verringert, indem man sich seinen Feinden gegenüber unauffällig benimmt. (Totstellen, Winterschlaf)

Jedes dieser Systeme hat seine eigene Nervenleitstruktur, die Signale "los" und "stopp" werden durch andere Nervenschaltungen übertragen und durch unterschiedliche Neurotransmitter (Botenstoffe) übermittelt.

Noradrenalin überträgt die Meldungen des Sympatikus	**Acetylcholin** überträgt die Meldungen des Parasympatikus
Muskeltonus und Aktivität des Sympatikus erhöht, die Muskeln werden mit Sauerstoff (gesteigerter Herzschlag) und mit Zucker (aus der Leber) versorgt Das Blut zieht sich aus Haut und Eingeweiden zurück, um das Gehirn besser zu durchbluten, die Atmung wird beschleunigt, die Blutgerinnungsfähigkeit wächst.	Körperisolierung verstärkt, Muskeltonus verringert, Aktivität des Parasympatikus nimmt zu, Sauerstoffversorgung verlangsamt Stoffwechselprozesse verlangsamt

Diese beiden Reaktionen laufen unbewusst und sehr schnell in unserem Gehirn ab.

Zwei Wege

Das höher entwickelte Gehirn des Menschen verfügt nun über verschiedene Wege, um Gefahren zu erkennen. Die „Notfallsysteme" erlauben ihm immer noch rasch zu reagieren. Eine Reaktion „los" oder „stopp" kann jedoch völlig ungerechtfertigt sein. Auf einem langsameren Weg, wird bewusst erkannt, ob wirklich Gefahr droht oder nicht.

Beispiel: Ich sehe vor mir eine Giftschlange.

1. " Notfallsystem"

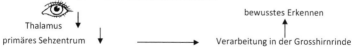

Thalamus   Amygdala   Reaktion

Die direkte Verbindung zwischen Thalamus und Amygdala ist auffallend kurz und arm an Synapsen. Der „Umweg" über die Grosshirnrinde wird übersprungen. Dies erlaubt das schnelle Reagieren auf Informationen ohne deren vorherige Verarbeitung in der Grosshirnrinde. Diese Reaktion ist auf der ersten Seite in der Tabelle „Notfallsysteme" beschrieben. Beim Anblick des schlangenartigen Gebildes reagiert mein Körper mit Herzklopfen usw. (siehe oben), bevor ich mir im Klaren bin, ob es sich wirklich um eine Schlange oder nur um einen Gartenschlauch handelt.

2. Das bewusste Erkennen, um was es sich eigentlich handelt.

bewusstes Erkennen

Thalamus

primäres Sehzentrum   Verarbeitung in der Grosshirnrinde

Diese Verbindung dauert (zeitlich) länger: Nach der Verarbeitung in der Hirnrinde, erkenne ich, dass es sich nicht um eine Schlange sondern um einen Gartenschlauch handelt.

Abb. 3.1 Stressreaktionen

Fallbeispiele 4

4.1 Fallbeispiele zum Prozeduralen Gedächtnis

René Kiener

„Früh übt sich, wer ein Meister werden will."

René Kiener (*1939) war einer der größten Eishockey-Torhüter seiner Zeit. Er spielte im SCB (Schlittschuhclub Bern CH) und in der Schweizerischen Nationalmannschaft und war berühmt u. a. für seinen Spagat. Mit 14 Jahren hatte er zu trainieren begonnen, mit 35 war er zum letzten Mal auf dem Eis. Mit 63 Jahren, spielte er wieder in einem Freundschaftsspiel mit.

Erstaunlich: Nach 28-jähriger Unterbrechung waren seine Bewegungsmuster die gleichen wie ehemals, er hatte nichts vergessen, nur das Aufstehen machte ihm etwas Mühe.

Sein Können auf dem Eis hat er im prozeduralen Gedächtnis gespeichert. Das prozedurale Gedächtnis ist ein überaus solides Gedächtnis, einmal gespeicherte Fertigkeiten, Bewegungsabläufe, Handlungsstrategien und Gewohnheiten bleiben über Jahre erhalten. Sogar amnestische Patienten sind in der Lage, Fertigkeiten zu erlernen, ohne sich an das Erlernen selbst zu erinnern. Der Abruf erfolgt größtenteils unbewusst, im Gegensatz zum bewussten Abruf aus dem expliziten Gedächtnis (NZZ Format 2001).

Der Fall HM

H. M. geboren 1926, wurde mit neun Jahren von einem Radfahrer umgefahren. Er erlitt eine Kopfverletzung, die zu ersten kleinen epileptischen Anfällen führte. Die Anfälle verschlimmerten sich im Laufe der Zeit; pro Woche hatte er einen schweren Anfall und mehrere Bewusstseinsstörungen. Mit 27 Jahren war er schwerstbehindert. Da dem Patienten medikamentös nicht mehr zu helfen war, wurden ihm 1953 in beiden Hirnhälften die Innenflächen des Schläfenlappens einschließlich 2/3 der Hippocampi entfernt. Die Operation befreite HM von seinen Anfällen, verursachte aber einen verheerenden Gedächtnisverlust, von dem sich der Patient nie mehr erholte.

Er blieb derselbe intelligente, freundliche und amüsante Mensch von früher, war aber unfähig, etwas Neues zu lernen und neue Erlebnisse dauerhaft im Gedächtnis zu speichern: HM litt an einer hochgradigen anterograden Amnesie bei erhalten gebliebener Intelligenz und Persönlichkeit.

Brenda Milner, Neuropsychologin von der McGill University Montreal, konnte bis ins letzte Detail in einer Reihe von Studien dokumentieren, welche Gedächtnisfähigkeiten HM verloren und welche er behalten hatte und welche Hirnareale dafür verantwortlich waren.

Erstens: Er konnte mühelos nach der Lernphase eine mehrstellige Zahl oder ein Bild abrufen. Er war auch in der Lage ein kurzes Gespräch zu führen. Das Arbeitsgedächtnis, das im präfontalen Cortex angesiedelt ist, war also erhalten geblieben.

Zweitens: Sein Langzeitgedächtnis war auch erhalten geblieben. Er erinnerte sich an Vorkommnisse vor seiner Operation, an die englische Sprache, hatte einen hohen IQ und vermochte sich viele Ereignisse aus seiner Kindheit zu vergegenwärtigen.

Was ihm vollständig fehlte, war die Fähigkeit neue Inhalte aus dem Kurzzeitgedächtnis in das Langzeitgedächtnis überzuführen. Er vergaß alles, kurz nachdem es geschehen war: Er vergaß, dass er eine Stunde zuvor gegessen und dass er die Zeitung schon gelesen hatte. Er erkannte Brenda Milner nie, die ihn fast 30 Jahre lang monatlich besuchte. Auch sich selbst erkannte er auf jüngeren Fotos oder im Spiegel nicht.

Jahrelang glaubte Milner, HMs Gedächtnisdefekt sei vollständig. Doch 1962 gelang es ihr, ein weiteres Prinzip über die biologische Grundlage des Gedächtnisses aufzuzeigen. Neben dem bewussten Gedächtnis, das auf die Einspeicherung im limbischen System angewiesen ist, existiert ein unbewusstes Gedächtnis. Für die beiden Gedächtnisarten sind verschiedene anatomische Systeme zuständig (Kandel 2006).

Die folgende Studie ist der Beleg dafür, dass HM, obwohl sein explizites Gedächtnis gestört war, etwas unbewusst, implizit lernen und behalten konnte:

HM musste mit einem Stift die Konturen eines Sterns nachzeichnen, der vor ihm verdeckt auf dem Tische lag. Nur über einen Spiegel konnte er die Figur sehen und seine Handbewegungen kontrollieren. Diese Aufgabe ist auch für gesunde Kontrollpersonen schwierig.

Nach drei Tagen hatte HM gelernt, mit den spiegelverkehrten Verhältnissen umzugehen, war aber jeden Tag wieder von neuem erstaunt über die merkwürdige Aufgabe: Er konnte sich nicht erinnern, sie jemals zuvor ausgeführt zu haben (Kandel 2006).

2008 starb HM 82 jährig in einem Pflegeheim. Von da an ist auch sein voller Name bekannt: **Henry Gustav Molaison.** Die Wissenschaft hat HM viel zu verdanken.

4.2 Fallbeispiel zum Vergessen

Der Fall S
Der Gedächtniskünstler
Die Geschichte des S. illustriert, dass Fehlleistungen des Gedächtnisses, wie wir sie kennen, uns Vorteile bringen. Vergessen hat positive Aspekte.

Der Russe Solomon Schereschewski war ein Mann, der nichts vergessen konnte. Er arbeitete als Journalist und hatte – im Gegensatz zu anderen Reportern – Aufnahmegerät und Schreibblock nicht nötig. Allerdings endete er als trauriger Gedächtniskünstler auf dem Jahrmarkt. Denn Schereschewski konnte das Wichtige nicht vom Unwichtigen trennen und ertrank im Informationsmüll. Ihm fehlte jene Selektivität, die wir zuweilen als Schwäche unseres Gedächtnisses auffassen.

Schereschewski war Synästhetiker, jedes Wort, jede Zahl, jede Stimme und jeder Ton löste bei ihm seit der Kindheit automatisch drei verschiedene synästhetische Reaktion aus: eine optische, eine geschmackliche und eine sensorische.

- Bei einem Ton von 74 dB sah S. ein kräftiges Orange und hatte gleichzeitig das Gefühl eines Nadelstichs in seiner Wirbelsäule
- Bei einem Ton von 100 dB sah er, wie ein Blitzstrahl den Himmel teilte
- Die Zahl 3 war für ihn ein rotierendes Teil mit Punkten
- Die 5 hatte die Form eines Turmes
- Zu einem Gesprächspartner sagte er einmal: „Was für eine krümelige, gelbe Stimme Sie haben!"

Auf diese Weise prägte sich ihm alles gleich stark ein – Wichtiges und Nebensächliches. Er war zu keiner Selektion der Informationen fähig. Durch diese Unfähigkeit zu filtern, war er auch im höchsten Grad anfällig für Störungen. Die übermäßige Wahrnehmung hinderte ihn unter anderem daran, Stimmen und Gesichter im Gedächtnis zu behalten. Er bemerkte jede Nuance einer

Veränderung im Ausdruck und konnte so keine charakteristische Züge finden, mit denen er ein Gesicht, eine Stimme hätte identifizieren können.

Oft war sein Sprachverständnis gestört. Er leitete die Bedeutung eines Wortes aus den synästhetischen Reaktionen ab, die der Klang in ihm hervorrief.

Das Wort „etwas" stellte er sich als kompakte, dichte Wolke vor. Beim Wort „nichts" sah er ebenfalls eine Wolke, die war aber sehr viel dünner und transparenter. Da er dieses „nichts" sehen konnte, musste es doch etwas sein und er fand es daher sinnvoller, anstatt des Begriffes „nichts", den Begriff „etwas" einzusetzen.

Wie bei der Loci-Methode platzierte er Gegenstände auf einem Weg. Einmal fand er ein Ei nicht mehr, weil er es vor eine weiße Mauer gelegt hatte (Klampfl 1992).

4.3   Fallbeispiele zum Prospektiven Gedächtnis

Das „Zerstreute-Professor-Syndrom"
Nicht nur Professoren sind zerstreut, wir alle sind es auch. Wir hängen wichtigen Gedanken nach, anstatt an eine geplante Tätigkeit zu denken und ärgern uns dann über unser so genanntes schlechtes Gedächtnis.

• Beispiel aus unserer Studienzeit
Professor X, Ordinarius für Physik, verlässt jeden Morgen mit einer dicken Mappe das Haus und geht zu Fuß den kurzen Weg zur Uni. An einem Dienstagmorgen nimmt er gleich auch noch den Abfalleimer mit, um ihn für die Kehrichtabfuhr bereit zu stellen.

Im Vorlesungssaal angelangt, will er seine Unterlagen aus der Mappe nehmen …, aber wo ist die Mappe? Hier ist nur ein Eimer! Die Mappe steht stattdessen vor der Haustüre des Professors.

• Beispiel aus unserem Bekanntenkreis
Professor Y verabschiedet sich wie jeden Morgen von seiner Frau. Sie aber stößt einen Schrei aus: Joachim, wie siehst Du aus! So kannst du nicht an die Uni gehen. Der Herr Professor steht nämlich da mit Krawatte und Jackett und Hut, sogar mit Handschuhen und mit seiner Mappe, aber ohne … Hosen. Die hat er vergessen anzuziehen!

• Erlebnis von Alan Baddeley
Alan Baddeley, Gedächtnispsychologe, erzählt in „Human Memory" ein persönliches Erlebnis:

Eines Morgens, gemütlich am Frühstückstisch sitzend, sieht er beim Durchblättern der Tageszeitung das Fernsehprogramm. Er erschrickt gewaltig: Es weist ihn nämlich darauf hin, dass er ja heute am Radiostudio für eine Sendung über das Gedächtnis einen Termin hätte. Schon längst müsste er unterwegs sein. Er macht sich eilig auf den Weg und erreicht das Studio gerade noch für die Fragerunde. Das vorbereitende Gespräch mit den Kollegen hat er verpasst. Verlegen murmelt er zu seiner Entschuldigung etwas von behindernden Staus auf der Hinfahrt. In seinem Lehrbuch schreibt er:

Das prospektive Gedächtnis versage oft, wenn eine geplante Handlung außerhalb der gewohnten Tagesstruktur liege: Um rechtzeitig ins Radiostudio zu gelangen, hätte er das Haus früher verlassen müssen als üblich.

Zudem bringe das Versagen des prospektiven Gedächtnisses einen meistens in größte Verlegenheit. In seinem Falle war es ihm besonders peinlich, als Gedächtnisexperte, den Termin vergessen zu haben.

Aus dem persönlichen Erlebnis zieht er die Lehre, dass ein zufälliger Hinweisreiz einem auf die Spur bringen könne. Die Konsequenz daraus: Hinweisreize können wir auch vorbereiten. Sie gehören zu den äußeren Gedächtnisstrategien.

In einer Studie fanden zudem Baddeley und Wilkins (Baddeley 1997) heraus, dass Probanden mit einem guten Gedächtnis prospektive Gedächtnisaufgaben schlechter bewältigen.

Sie nannten es: „Zerstreutes-Professor-Syndrom".

4.4 Fallbeispiel zur „Falschen Zuordnung"

Beispiel aus meiner Biografie

Mein erstes Schulzimmer

Dank meiner guten Lehrerin habe ich viele schöne Erinnerungen an mein erstes und zweites Schuljahr. Ich weiß genau, wie das Schulzimmer aussah: über der blauen Täfelung ein gelber Anstrich. Das sei wie der Himmel und die Sonne, wiederholte die Unterschullehrerin immer wieder.

Ein Klassenkamerad organisierte im Jahr, wo wir alle den 70. Geburtstag feiern konnten, eine Klassenzusammenkunft, die in unserem alten Schulzimmer begann. Er führte uns in den ersten Stock. Das ist doch falsch, reklamierte ich lautstark, unser Schulzimmer lag doch im Erdgeschoss! Aber nein, es war im ersten Stock, beteuerten alle.

Bis ich endlich meine Verwechslung begriff. Mit meinen Kindern hatte ich eine Logopädin konsultiert, die direkt unter unserem alten Schulzimmer ihren Arbeitsbereich hatte. Die Lage des Logopäden-Zimmers im Erdgeschoss hatte die Lage meines ersten Schulzimmers im 1. Stock „überdeckt".

4.5   Fallbeispiel zur Schädigung des PFC

Der Fall Phineas Gage
Der Amerikaner Phineas Gage war Vorabeiter bei einer Eisenbahngesellschaft
in Vermont. 1884 erlitt er einen schweren Unfall. Eine fünf Zentimeter dicke
Eisenstange schoss ihm durch den Schädel. Die Stange trat unterhalb des linken Wangenknochens in den Kopf ein und oben am Kopf wieder aus (Läsion
im orbitofrontalen und präfrontalen Kortex). Während des Unfalls blieb Gage
bei Bewusstsein und war auch später in der Lage, über den gesamten Hergang
des Unfalls zu berichten. Er überlebte den Unfall und die Infektion, die Wunden
heilten, lediglich sein linkes Auge wurde durch den Unfall irreversibel zerstört.
Nach wenigen Wochen war er körperlich wiederhergestellt, seine intellektuellen
Fähigkeiten, Wahrnehmung, Gedächtnis, Intelligenz, Sprachfähigkeit, sowie seine
Motorik waren völlig intakt.

Der gesamte PFC war jedoch massiv beschädigt und seine Persönlichkeit dra-
matisch verändert. Bekannt war er als ein freundlicher und zuverlässiger Mensch,
nach dem Unfall wurde er rechthaberisch, impulsiv und unflätig. Er war auch
nicht mehr in der Lage zu planen und daher äußerst unzuverlässig.

Was Sie aus diesem *essential* mitnehmen können

- Sie erkennen, dass das Gedächtnis keine organische Einzelfunktion ist.
- Sie stellen fest, dass wir immer mehr lernen, als uns bewusst ist.
- Sie unterscheiden non-assoziatives Lernen und assoziatives Lernen.
- Sie begegnen Ihren Erinnerungen kritisch.
- Vergessen löst bei Ihnen keine negativen Assoziationen mehr aus.

© Springer Fachmedien Wiesbaden GmbH 2017
A. Frick-Salzmann, *Gedächtnis: Erinnern und Vergessen,* essentials,
DOI 10.1007/978-3-658-16720-2

Literatur

Arnulf I (2016) Warum träumen wir? Spektrum der Wissenschaft 16(6):20
Baddeley A (1997) Human memory, theory and practice. Psychology Press, East Suxess
Bower J M (2005) Rätsel Kleinhirn, Spektrum der Wissenschaft Dossier 2005(4):30
Buschkühl M (2007) Arbeitsgedächtnis. Dissertation, Selbstverlag
Croisile B (Hrsg) (2006) Unser Gedächtnis. Erinnern und Vergessen. WBG, Darmstadt
Croisile B (Hrsg) (2008) Votre mémoire. La connaitre, la tester, l'améliorer. Larousse, Paris
Frick A (2014) Geistig vital. Springer, Berlin
Hanser H et al (2000) Lexikon der Neurowissenschaft. Spektrum Akademischer Verlag, Heidelberg
Heck D, Sultan F (2001) Das unterschätzte Kleinhirn, Spektrum der Wissenschaft 2001(10):36
Hennevin-Dubois E (2002) Lernen im Schlaf, Spektrum der Wissenschaft Spezial 2002(1):64
Fonds „Jahr des Gehirns" (Hrsg) (2000) Das menschliche Gehirn. Verlag Christian Brandstätter, Wien
Kandel E (2006) Auf der Suche nach dem Gedächtnis. Siedler Verlag, München
Karnath H-O, Thier P (Hrsg) (2006) Neuropsychologie. Springer, Heidelberg
Klampfl I (1992) Der Schlüssel zum besseren Gedächtnis. Bastei-Lübbe, Bergisch Glattbach
Klauer KJ (2012) Denksport für Ältere. Geistig fit bleiben, 3. Aufl. Huber, Bern
Kolb B, Whishaw IQ (1993) Neuropsychologie. Spektrum Akademischer Verlag, Heidelberg
Kühnel S, Markowitsch HJ (2009) Falsche Erinnerungen. Spektrum der Wissenschaft, Heidelberg
Loftus E (2002) Falsche Erinnerungen, Spektrum der Wissenschaft Digest 2002(1):12
Markowitsch HJ (2002) Dem Gedächtnis auf der Spur. Vom Erinnern und Vergessen. Primus, Darmstadt
Markowitsch HJ (2005) Das autobiografische Gedächtnis, 2. Aufl. Klett Cotta, Stuttgart
Format NZZ (2001) Die Schalter im Kopf, Video-Edition. Neue Zürcher Zeitung, Zürich
Online Lexikon für Psychologie und Pädagogik (2015) http://lexikon.stangl.eu/1724/arbeitsgedaechtnis-working-memory/
Ornstein R, Thompson RF, Macuaulay D (1984) Unser Gehirn: das lebendige Labyrinth. Rowohlt, Hamburg

© Springer Fachmedien Wiesbaden GmbH 2017   47
A. Frick-Salzmann, *Gedächtnis: Erinnern und Vergessen*, essentials,
DOI 10.1007/978-3-658-16720-2

Parkin AP (2000) Erinnern und vergessen. Wie das Gedächtnis funktioniert – und was man bei Gedächtnisstörungen tun kann. Huber, Bern

Perrig WJ, Wippich W, Perrig-Chiello P (1993) Unbewusste Informationsverarbeitung. Huber, Bern

Powers R (2006) Das Echo der Erinnerung. Fischer, Frankfurt a. M.

Schacter DL (2001) Wir sind Erinnerung. Rowohlt, Reinbek

Schacter DL (2007) Aussetzer. Wie wir vergessen und uns erinnern. Lübbe, Bergisch Glattbach

Schloffer H, Prang E, Frick-Salzmann A (Hrsg) (2009a) Grundprinzipien eines Ganzheitlichen Gedächtnistrainings. Springer, Heidelberg

Schloffer H, Prang E, Frick-Salzmann A (Hrsg) (2009b) Gedächtnistraining. Springer, Heidelberg

Schnider A (1997) Verhaltensneurologie. Thieme, Stuttgart

The European Dana Allianz for the Brain (1997) Fortschritte in der Hirnforschung. EDAB, London

Lesen Sie hier weiter

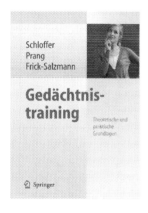
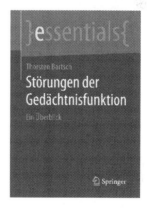
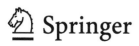

Printed in the United States
By Bookmasters